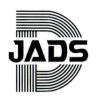

エビデンスに基づく一般歯科診療における

院内感染対策実践マニュアル

改訂版

日本歯科医学会 監修

永末書店

改訂にあたって

日本歯科医学会
会長　住友雅人

　歯科医療における安心、安全を確保するには、院内感染対策は最重要項目です。歯科の日常臨床は一般歯科医院が担っており、かつ、使用材料・器具の種類を多用する外科的診療行為が中心であることから、院内感染対策は多岐にわたるのが実情です。歯科の特性を十分に理解し、さまざまな工夫をすることが求められます。

　日本歯科医学会は、平成23、24、25年度厚生労働省委託事業「歯科保健医療情報収集等事業」で、一般歯科診療時の院内感染対策に係る指針を平成26年3月31日付で厚生労働省に提出しました。その指針が、平成26年6月4日付で「歯科医療機関における院内感染対策について」として厚生労働省医政局歯科保健課長名で通知されています。

　日本歯科医学会は平成19年3月に『日本歯科医学会認定　歯科診療ガイドライン1　エビデンスに基づく一般歯科診療における院内感染対策』と同年4月に『解説書　エビデンスに基づく一般歯科診療における院内感染対策実践マニュアル』を永末書店から発行しており、これまで一般歯科診療の代表的なガイドラインとして用いられてきました。しかし、刊行後8年が経過するなかで、院内感染対策が、今回の委託事業の結果をみてもさまざまなエビデンスに基づく推奨の変化がみられたことから、解説書（実践マニュアル）の改訂を行うこととしました。改訂作業は、今回の厚生労働省委託事業に参加し、現状をよく把握されている方々を中心にお願いしています。

　本書はエビデンスレベルの高いものを基本とし、一般歯科医院で具現化できる最大限の対応を示しています。院内スタッフの共通認識が得やすいように、表、図、写真を多く駆使しています。平成19年4月1日改正の医療法で示された、年2回程度定期的に開催するほか、必要に応じて開催が求められている「従業員に対する院内感染対策のための研修」のテキストとしても最適です。

　この改訂作業と時を同じくして、厚生労働省は医療機関全体に院内感染対策のいっそうの周知を図るため、平成26年12月19日付で「医療機関における院内感染対策について」を医政局地域医療計画課長名で通知しました。

　歯科の臨床現場において、本書を遵守し活用することにより、歯科医療の安心・安全に一段と高い評価が得られることを望んでやみません。

平成27年2月

目次

1 一般歯科医院における院内感染対策の基本事項　山口　晃　1

1. 院内感染の定義と院内感染対策の基本的な考え方　1
   1) 院内感染で注意すべき病原体　1
   2) 院内感染が生じる状況　2
   3) 対策の基本　3
2. エビデンスに基づいた院内感染対策　4
   1) EBM (Evidence Based Medicine)　4
   2) 診療ガイドラインと診療マニュアル　4
   3) 推奨グレードとエビデンスレベル　4
3. 標準予防策 スタンダードプレコーション (Standard Precautions；SP)　5
4. 用語　6

2 医療施設における院内感染対策で重要な薬剤耐性菌　西原達次／福泉隆喜　9

1. メチシリン耐性黄色ブドウ球菌 (MRSA)　9
   1) 特徴　9
   2) 検出頻度　9
   3) 感染経路および対策　10
   4) 薬剤感受性　10
   5) 診断　10
   6) 治療　10
2. バンコマイシン耐性腸球菌 (VRE)　11
3. ESBL 産生菌　12
   1) 特徴　12
   2) 検出頻度と感染パターン　12
   3) 治療　12
4. 多剤耐性緑膿菌　13
   1) 特徴　13
   2) 薬剤耐性の機序と耐性菌の検出頻度　13
   3) 感染経路　13
   4) 病態　14
   5) 治療　14
   6) 対策　14
5. 多剤耐性結核菌　15
   1) 特徴　15
   2) 院内感染予防対策　15
6. セラチア、アシネトバクター、セパシア　16
   1) セラチア　16
   2) アシネトバクター　16
   3) セパシア　17

3 一般歯科医院における環境整備　　和達礼子　19

- **1** 空気感染（飛沫感染） — 19
  - 1）治療前の感染予防 — 19
  - 2）感染飛沫拡散の制御 — 20
- **2** レーザー／エレクトロサージェリーの飛沫粉塵や術中発生の煙 — 22
- **3** ユニット関連の表面 — 22
- **4** ハウスキーピング表面（床、壁、カーテン、シンクなど） — 24
  - 1）患者ケア区域 — 24
  - 2）患者ケア区域以外（待合室など） — 25

4 歯科用ユニット給水系　　荒木孝二　27

- **1** 歯科用ユニット給水系の細菌汚染について — 27
  - 1）わが国の水質基準 — 27
  - 2）歯科用ユニットから患者の口腔内に注水される部位 — 28
  - 3）歯科用ユニット給水系の細菌の存在 — 29
- **2** 歯科用ユニット給水系の院内感染対策について — 31
- **3** 歯科用ユニット上で実施する外科手術などにおける術野への注水時の注意 — 32

5 チェアサイドにおける術者と患者対応　　田口正博　35

- **1** 手指の消毒および手袋の装着 — 35
  - 1）手洗いと手指消毒 — 35
  - 2）手指の乾燥と手荒れの保護 — 37
  - 3）処置時の手袋使用 — 38
- **2** マスク・ゴーグル・キャップの装着 — 39
  - 1）個人防護用具の選択と装着 — 39
- **3** 診療衣・ガウンなどの取り扱い — 41

6 一般歯科治療（保存・補綴・口腔外科）領域における使用器械・器具　　山本松男／小出容子　45

- **1** 一般歯科治療における使用器械・器具 — 45
  - 1）歯科用ユニットから取り外し可能な器械・器具の滅菌 — 45
  - 2）耐熱性のある器械・器具の滅菌 — 46
  - 3）ディスポーザブル製品の使用 — 48
  - 4）口腔内に直接触れない器具の消毒 — 48
  - 5）耐熱性のない器具の滅菌 — 49
- **2** 医療用廃棄物処理 — 50
  - 1）医療用廃棄物の分類 — 51
  - 2）感染性廃棄物 — 52
  - 3）医療用廃棄物の梱包と表示、保管場所 — 53

7 技工物 　　　菊池雅彦　55

1. はじめに　55
2. 技工物の感染リスク　55
3. 技工物に対する感染対策　56
   1) 診療室から技工室　56
   2) 技工室から診療室　57
   3) 診療室・技工室における環境面での感染対策　58
   4) 診療室と技工室間の連絡　59

8 画像診断 　　　佐野　司　61

1. 画像診断における感染対策　61
   1) エックス線検査前の対策　61
   2) エックス線検査時の対策　62
   3) エックス線検査後の対策　63

9 消毒薬の選定 　　　金子明寛　65

1. 消毒薬の基本　65
   1) 消毒薬に影響を与える因子　65
   2) スポルディング分類　66
   3) 消毒薬の抗菌スペクトラム　67
2. 器械・器具の消毒、環境表面の消毒、生体に使用する消毒薬　68
   1) 器械・器具の消毒　68
   2) 環境表面の消毒　70
   3) 生体に使用する消毒薬　73

10 体液曝露事故に対する院内感染対策 　　　丹羽　均　77

1. 体液曝露とは　77
2. 体液曝露事故を防ぐための一般的ルール　77
   1) 処置や作業を行う際の環境整備　77
   2) 作業時の手袋の着用　78
   3) 採血や処置時の鋭利物の取り扱い　78
   4) 歯科用局所麻酔薬シリンジの注射針のリキャップの禁止　78
   5) 使用後の注射針、メス刃、縫合針などの廃棄　79
   6) 個人防護用具を必要に応じて活用　80
   7) 鋭利な歯科用器具の取り扱い　81
   8) エピネットへの報告　81
3. 針刺し・切創発生時の対応　82
   1) 対象感染症　82
   2) 体液曝露事故発生時の対応　82
4. 病原体別対応策　83
   1) 針刺しや切創などによる体液媒介病原体の感染率（発生確率）　83
   2) 各血液媒介感染症への対応　83

索引　87

一般歯科医院における院内感染対策の基本事項

1 院内感染の定義と院内感染対策の基本的な考え方

　院内感染とは、「病院や診療所などの医療機関内で、もともとの疾患とは別に新たに細菌やウイルスなどの病原体に感染すること」を言う。これには、患者が感染する場合のみでなく、医療従事者が感染する場合も含まれる。近年、在宅医療をはじめ医療形態が多様化し、感染の時期や場所の同定が困難なことから、院内感染よりも医療関連感染[1]の用語が用いられるようになってきている。

　院内感染で注意すべき病原体としては、血液・体液を介して感染するウイルス、複数の抗菌薬に耐性をもつ多剤耐性菌および集団感染を引き起こす細菌やウイルスなどがある。

　院内感染を防止するためには、医療従事者およびスタッフ一人一人が正しい知識をもち、標準予防策を基本とした対応を全員が確実に行うことが重要である。

1）院内感染で注意すべき病原体

　外来診療が主となる一般歯科医院で特に問題となるのは、B型肝炎ウイルス（HBV）、C型ウイルス（HCV）、ヒト免疫不全ウイルス（HIV）などの血液媒介感染ウイルスである。

表1　院内感染で注意すべき病原体

病原体	感染経路
血液媒介感染ウイルス	
B型肝炎ウイルス（HBV）	接触感染（血液・唾液・体液）
C型肝炎ウイルス（HCV）	接触感染（血液・唾液・体液）
ヒト免疫不全ウイルス（HIV）	接触感染（血液・唾液・体液）
流行性疾患ウイルス	
インフルエンザウイルス	飛沫感染
麻疹ウイルス	空気感染
風疹ウイルス	飛沫感染
ムンプスウイルス	飛沫感染
多剤耐性菌	
メチシリン耐性黄色ブドウ球菌（MRSA）	接触感染
バンコマイシン耐性腸球菌（VRE）	接触感染
多剤耐性緑膿菌（MDRP）	接触感染
多剤耐性アシネトバクター（MDRAB）	接触感染・飛沫感染
感染性を有する異常タンパク	
プリオン	経口感染・接触感染

しかし、最近の高齢社会や医学・医療技術の進歩に伴い、従来であれば歯科を受診しないような患者の外来診療や訪問診療の機会が増えている。このような患者は、種々の合併症を有し、免疫抵抗力も低下した易感染性宿主であることが少なくないため、一般病院の入院患者と同様にメチシリン耐性黄色ブドウ球菌（MRSA）など多剤耐性菌に対しても注意が必要となる。さらに、急性期病院でこれらの耐性菌に感染し、保菌者となったまま退院して外来通院あるいは在宅医療となる場合もあるので確認が必要である（表1）。

また、ヒトにおいて牛海綿状脳症（BSE）と同様の症状を示すクロイツフェルト・ヤコブ病（CJD）の原因と考えられているプリオンは、通常条件（121℃、2気圧）のオートクレーブでは不活性化されないことを知っておく必要がある。

2）院内感染が生じる状況

一般歯科医院の院内感染としては、歯科治療に伴って生じる交叉感染と診療室における流行性疾患の蔓延が考えられる。

前者では、滅菌不十分な器械・器具の使用により、付着した病原体を次の患者に伝播してしまう場合や、歯科医療従事者の手指衛生が不十分で伝播してしまう場合などが考えられる。また、歯科治療は切削時に血液・唾液の混じったエアロゾルが飛散しやすく、歯科ユニットや椅子、テーブル、机などの環境に病原体が付着する可能性もある[2]。さらに、治療後グローブをしたままでのカルテ記載やPCへの入力操作は病原体の付着をまねく。せっかく手指衛生に努めても、これら環境に付着した病原体に気づかずに触れた場合は、伝播を引き起こす可能性がある（図1、2）。

後者では、流行性ウイルス感染に罹患した患者から歯科医療従事者、あるいは患者間、さらに歯科医療従事者から患者への感染の可能性がある。特に、歯科医療従事者が結核や麻疹など空気感染を起こす疾患に感染している場合は、非常に多くの患者に感染を伝播させる可能性がある。

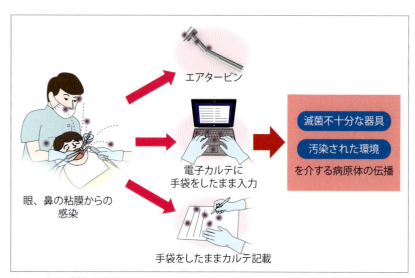

図1　交叉感染の発生

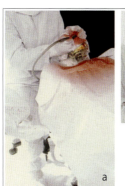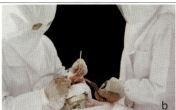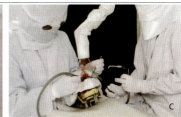

図2　切削時のエアロゾル飛散
エアタービンのウォーターラインに歯垢染色剤を入れ1分半タービンを作動した後のエアロゾルの飛散状況
a) 吸引なしでは、約2m四方に飛散している。
b) 口腔内吸引により飛散は軽減するが、術者・介助者の手指および胸元に飛散がみられる。また、吸引の技術によって飛散範囲が大幅に変化する。
c) 口腔内吸引に口腔外吸引を追加すると、術者の手指にもほとんど飛散はみられなくなる。
［文献2）より転載］

3）対策の基本

（1）感染予防の三原則

　感染予防の三原則は、①病原体の除去、②感染経路の遮断、③宿主の抵抗力増強である。器械・器具に付着した病原体は、滅菌操作により除去できるが、生体においてすべての病原体を除去することは不可能である。不適切で過剰な抗菌薬や抗ウイルス薬の使用は、逆に薬剤耐性を生じさせることになる。したがって、現実的な方法は、感染経路の遮断と宿主の免疫抵抗力増強である。

（2）感染経路の遮断

　生体の病原体を完全に除去できないのであれば、病原体はあるものとして、これに直接触れず、また、触れさせずにそのまま処理することが感染経路の遮断となる。

　器械・器具は滅菌・消毒したものを使用し、使用後は適切に洗浄・滅菌・消毒を行う。滅菌・消毒ができない場合は、ディスポーザブル（使い捨て）製品を使用する。医療従事者は手指衛生に努め、必要に応じてグローブ、マスク、ゴーグルなどの個人防護用具（Personal Protective Equipment；PPE）を使用して、患者の血液、唾液、体液に潜む病原体に直接素手で触れないように、また、それらを環境に付着させないようにする。

　これらは、標準予防策として体系づけられている[3]。

（3）歯科医療従事者の健康管理（抗体検査、ワクチン接種）

　HBVは感染性が高く、従来から歯科医療従事者の罹患率が高いとされていた。また、歯科医療従事者が結核や流行性ウイルス疾患に罹患した場合は、診療のたびに多くの患者に感染を伝播する可能性がある。したがって、歯科医療従事者は、自己の健康管理に努めるとともにHBVやHCV、麻疹ウイルス、風疹ウイルス、ムンプスウイルスなどの抗体検査を行っておくことが望ましい。

　さらに、HBVや麻疹、風疹、ムンプスおよびインフルエンザについては、必要に応じてワクチン接種を行い、罹患しにくい、あるいは重症化しにくい状況を作っておくことが患者への伝播を防止することにも役立つことになる。

　また、歯科治療においては鋭利な器械・器具が使用されることが多い。したがって、歯科医療従事者は、治療中あるいは治療後の洗浄や滅菌・消毒過程での刺傷事故に十分注意しなければならない。

2 エビデンスに基づいた院内感染対策

　院内感染対策は、「昔から行われている」、「今までこの方法で大きな問題はない」、「経験上この方法がよい」というような理由で決めるべきではない。しっかりした科学的根拠に従って、行うべき対策や行ってはならないことを決定すべきである。なぜなら、病原体は常に変化するものであり、将来的に未知のウイルスや新しい耐性菌による感染が生じる可能性もあるため、院内感染対策は科学的根拠に基づいた医療（EBM）の実践にほかならない。

1）EBM（Evidence Based Medicine）

　現段階で最も信頼できる医療情報（エビデンス）を基にして最善の医療を行おうとすることが科学的根拠に基づいた医療（EBM）である。最近は、さまざまな領域でエビデンスに基づいた診療ガイドラインが策定され、活用されている。

　歯科領域における感染対策は、2003年に米国疾病管理予防センター（CDC）から勧告された、『歯科医療における感染管理のためのCDCガイドライン』（2003）が基本となっている[4]。

2）診療ガイドラインと診療マニュアル

　診療ガイドラインは、科学的根拠に基づき、系統的な手法により作成された推奨を含む文書であり、現段階で行うべき方向性を示している。患者と医療者の両者を支援するもので、臨床現場において治療方針などを協議して決定する際に、その判断材料の一つとして用いられる。術者の経験も重要な判断材料であり、全く無視されるものではないが、単なる思い込みは避けなければならない。

　一方、診療マニュアルは、ガイドラインによって示された方向性を実現するための具体的な手順を示したものである。一般に、ガイドラインには術者の裁量がある程度含まれるのに対して、マニュアルは行うべきことが具体的に示されていることが多い。本書は、厚生労働省委託事業「一般歯科診療時の院内感染に係る指針」に基づいて作成されている[5]。

3）推奨グレードとエビデンスレベル

　診療ガイドラインにおいては、それぞれの臨床的疑問（CQ）に対してエビデンスレベルと推奨が付与される。

　エビデンスレベルは、その科学的根拠（エビデンス）の信頼の強さを示すものであり、一般にランダム化比較研究（RCT）が偏りがなく信頼性が高いとされる。さらに、複数のRCTデータを再分析したシステマティック・レビューは最も信頼性が高いとされている。コクラン共同計画によって編纂されたコクランライブラリーには、各領域における世界中のシステマティック・レビューが掲載されており、有料サイトであるが有用性が高い[6]。

　また、推奨グレードは、その有効性とエビデンスレベルから分類される。有効性が高く、その科学的根拠が強い場合は、その方法を行うことを強く推奨し、有効性が低く、根拠も十分でない場合は推奨しないことになる。さらに、その方法が無効あるいは有害である場合は、行ってはならないとする。すなわち、間違った方法を行わないことも推奨となる。

　これらのエビデンスレベルと推奨グレードについては、日本医療機能評価機構の医療情

報サービス事業（Minds）の示す『診療ガイドライン作成の手引き』を基本に、各学会のガイドライン策定部会が改変して用いているものも多い[7, 8]（表2）。

表2　エビデンスレベルと推奨グレード

エビデンスレベル	内　容
I	システマティック・レビュー/ランダム化比較研究（RCT）のメタアナリシス
II	1つ以上のRCT
III	非ランダム化比較研究
IVa	分析疫学的研究（コホート研究）
IVb	分析疫学的研究（症例対照研究、横断研究、比較研究、非比較研究）
V	記述研究（症例報告、症例集積）
VI	患者データに基づかない、専門医委員会や専門家個人の意見

推奨グレード	内　容
A	強い科学的根拠があり、行うように強く勧められる。
B	科学的根拠があり、行うように勧められる
C1	十分な科学的根拠はないが、行うことを考慮してもよい。
C2	十分な科学的根拠がなく、推奨できない。
D	無効性あるいは害を示す科学的根拠があり、行わないよう勧められる。
I	行うよう、または行わないように勧めるだけの根拠が明確でない。

3　標準予防策 スタンダードプレコーション（Standard Precautions；SP）

　1980年代の米国における「AIDS問題」を契機に、医療行為のたびに毎回HIV感染を確認することは不可能であり、すべての血液にウイルスが含まれるものとみなして対応すべきとする考え方が普及し、1985年に米国疾病予防管理センター（CDC）から普遍的予防策ユニバーサルプレコーション（Universal Precautions）が提示された。すなわち、血液で汚染される可能性がある場合は、手袋、ガウンを着用し、直接手で触れないという考え方である。さらに、1987年に血液だけでなく喀痰、尿、便などの湿性生体物質も感染性があるとみなす生体物質隔離（Body Substance Isolation；BSI）の考え方を経て、1996年に血液、体液、排泄物などすべての湿性生体物質は感染性ありとして対応する標準予防策 スタンダードプレコーション（Standard Precautions）が提唱された[3]。具体的には、血液、唾液、体液、分泌物、排泄物、傷のある皮膚、粘膜に触れた場合は手洗いを励行すること、また、触れる可能性がある場合はあらかじめ手袋、ガウン、マスク、ゴーグルなどの個人防護用具（PPE）を着用して対応することが基本となる。

標準予防策のポイント（図3）
①感染症の有無で対応を変えるのではなく、すべての患者に同じ対応を行う。
　→　事前の感染症確認検査の必要はない。
②医療行為前後の手洗いを励行する。
　→　付着する通過菌（病原体）をできるだけ除去する。
③血液、唾液、体液に接する場合は、手袋やPPEを着用し、直接手で触れない。
　→　使用後は汚染面を素手で触らないように注意して外す。

④刺傷事故の防止に努め、事故発生時は迅速かつ適切な対応を行う。
　→　リキャップの防止、耐貫通性容器への廃棄、医療機関との連携など。

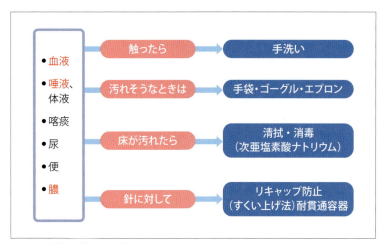

図3　標準予防策のポイント

 用語

（1）医療関連感染

　病院感染（院内感染）、職業感染など医療に関連して発生する感染症を医療関連感染という。病院感染は、病院内で接種された微生物によって引き起こされた感染症をいい、退院後に発症しても入院中に接種されたものであれば病院感染であり、病院外で感染し入院中に発生したものは市中感染という。また、医療従事者が感染する場合は職業感染という。

　しかし最近は、在宅医療や日帰り手術、透析センター、長期療養施設など医療サービスが多様化し、感染の時期や場所の特定も難しくなっているため、CDCは2004年のガイドラインで、これら医療に伴う感染を医療関連感染とすることを提唱した。

（2）交叉感染

　感染症患者あるいは保菌者から病原体が、ほかの患者あるいは医療従事者に感染すること。経口感染、飛沫感染、接触感染、血液媒介感染、医療器具を介した感染などがある。

（3）米国疾病管理予防センター（Center for Disease Control and Prevention；CDC）

　1946年に創立された連邦機関で、米国国内・国外を問わず健康に関する信頼できる情報提供を行っている総合研究所である。本センターから勧告される感染症対策に関する各種ガイドラインはグローバルスタンダードになっている。

（4）個人防護用具（Personal Protective Equipment；PPE）

　血液や体液などの湿性生体物質が直接医療従事者の手指や粘膜・皮膚に付着しないように防護する用具で、手袋、マスク、ゴーグル、フェイスシールド、ガウン、エプロン、キャップ、シューカバーなどがある。

（5）潜在的感染性物質（Other Potentially Infectious Materials；OPIM）

　①体液（精液、膣分泌液、脳脊髄液、滑液、胸水、心嚢水、腹水、羊水、唾液）、②固定していない人体組織・臓器（抜去歯も含む）、③HIVを含む細胞・組織培養物、HIVまたはHBVを含む培地、HIVまたはHBVに感染した動物の血液や組織などを指す。

（6）エアロゾル

　気体の中に微粒子が多数浮かんだ物質をエアロゾルという。歯の切削時は、切削片や

血液、唾液の混じった微粒子が噴霧上となって広範囲に飛散する。これらは、感染源となるため、切削時は口腔内および口腔外吸引を適切に使用して飛散を防止する必要がある。

（7）プリオン

タンパク質からなる感染性因子であり、牛海綿状脳症（BSE）やヒトのクロイツフェルト・ヤコブ病の脳にみられる。異常型プリオンは、体内に入ると正常型を不可逆的に異常型に変え、増えた異常型プリオンが脳組織を破壊し発症すると考えられている。

（8）Minds（Medical information network distribution service）

日本医療機能評価機構の医療情報サービス事業で、診療ガイドラインと関連情報を公開している。各種診療ガイドラインには、一般向けと医療提供者向けがあり、また、診療ガイドライン作成に関する情報も掲載されている。

文献

1) Healthcare-Associated Infection：http://www.cdc.gov/hai/
2) 池田正一 編：HIV/AIDS 歯科診療における院内感染予防の実際（改訂版）．横浜：厚生労働省エイズ対策研究事業　HIV 感染者の医療体制に関する研究（主任研究者：白阪琢磨）HIV 感染者の歯科医療に関する研究（分担研究者：池田正一），53-5, 2003.
3) Garner JS: the Hospital Infection Control Practices Advisory Committee: Guidelines for Isolation Precautions in Hospitals. Am J Infect Control. 24: 24-31, 1996.
4) Guidelines for Infection Control in Dental Health-Care Settings 2003：http://www.cdc.gov/mmwr/preview/mmwrhtml/rr5217a1.htm
5) 厚生労働省委託事業「歯科保険医療情報収集事業」一般歯科診療時の院内感染対策に係る指針：http://www.cdc.gov/mmwr/preview/mmwrhtml/rr5217a1.htm
6) The Cochrane Library: http://www.thecochranelibrary.com/
7) Minds 診療ガイドライン作成の手引き 2007：http://minds4.jcqhc.or.jp/minds/glgl/glgl.pdf, 47, 2007.
8) 一般社団法人 日本有病者歯科医療学会、社団法人 日本口腔外科学会、一般社団法人 日本老年歯科医学会 編：科学的根拠に基づく抗血栓療法患者の抜歯に関するガイドライン 2010 年版，東京：学術社，ix-x, 2010.

2 医療施設における院内感染対策で重要な薬剤耐性菌

1 メチシリン耐性黄色ブドウ球菌（MRSA）

1）特徴

わが国の院内感染のなかでも最も検出頻度の高い薬剤耐性菌が、メチシリン耐性黄色ブドウ球菌（Methicilin resistant *Staphylococcus aureus* ; MRSA）である（図1）。MRSA は、β-ラクタム薬の作用点であるペニシリン結合タンパク（PBP）の変異（PBP2'の発現）によって、β-ラクタム薬の存在下でも細胞壁の合成が可能であるため、すべてのβ-ラクタム薬に耐性を示すことが知られている。MRSA は、β-ラクタム薬以外にも多くの系統の薬剤に耐性を示す多剤耐性菌である[1]。

病原性は、薬剤感受性の黄色ブドウ球菌（MSSA）とほぼ同等と考えられるものの、基礎疾患を有する患者や特定の医療処置によって感染防御力の低下した患者（易感染性宿主）で、全身の臓器に感染症を起こす可能性があり、この点に注意しなければならない。これらの易感染性宿主では、皮膚軟部組織感染症、人工呼吸器関連肺炎、誤嚥性肺炎、菌血症（特に血管カテーテル留置患者）などの頻度が高く、さらに MRSA の場合、適切な抗菌薬を投与しても難治性となることがある。

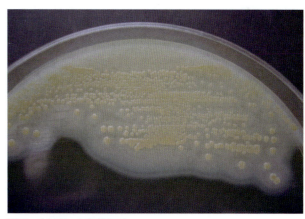

図1　MRSA の卵黄反応
（日本細菌学会「細菌学教育用映像素材集（第4版）」より許諾を得て転載。画像提供：大澤　朗先生〈神戸大学大学院農学研究科／医学研究科〉）

2）検出頻度

医療関連感染を起こす代表的な菌であり、院内で分離される耐性菌として最も分離頻度が高い。各医療機関によってその頻度は異なり、入院患者から分離されている黄色ブドウ球菌の 50～70% を MRSA が占めているとされてきたが、近年は院内感染対策の充実により減少傾向にある[2]。MRSA の分離率（MRSA 分離患者数／検体提出患者数×100）は施設により異なるが、中央値として 8.8% を示し、耐性菌のなかで最も高い割合であった。全入院患者部門サーベイランスでは、全耐性菌の新規感染症患者のうち MRSA は約 90% を占めている[3]。

MRSA が分離された症例の疾患別割合は、VAP（人工呼吸器関連肺炎）などを含む肺炎が 40%、菌血症が 20%、皮膚・軟部組織感染症が 10%、手術創感染症が 10%、尿路感染症が 5% となっている[1]。ただし、MRSA が分離されたとしても原因菌であるとは限らない。たとえば、呼吸器検体から最も多く分離されているが、それらの菌のなかで実際に肺炎の原因菌である割合は低いという報告もみられる[4]。

MRSAは従来から院内感染型として知られているhospital-associated methicillin-resistant S. aureus（HA-MRSA）と別に、市中感染型としてcommunity-associated methicillin-resistant S. aureus（CA-MRSA）が存在している。CA-MRSAは、臨床的には入院歴や透析、カテーテル挿入、抗菌薬の使用など院内感染に無関係と思われる人から分離されるMRSAであるが、細菌学的には、SCCmecの遺伝子型が異なることが知られている。HA-MRSAは主にII型（I、III型を含む）であるのに対し、CA-MRSAは主にIV型（V型を含む）に分類される。さらに、CA-MRSAは主に小児や若年層の健常者が感染し、学校などでの拡散が認められる[5]。

3）感染経路および対策

HA-MRSAにおける感染経路は、医療従事者の手指、汚染された医療器具などを介する接触感染が大半である。気管切開患者の吸引時に、周囲の患者に飛沫感染することもある。CA-MRSAの健康保菌者が、手術などの際に鼻腔内に保菌しているMRSAによってMRSA感染症を起こす場合もある。したがって、標準予防策に加え、接触予防策をとることが、感染対策上重要である[6]。

ムピロシン軟膏の鼻前庭への塗布による除菌については、大きな手術などにおいて、MRSA感染症発症の危険性の高い免疫機能の低下状態にある患者（易感染性宿主）に限って行われるが、一般的に保菌患者であっても実施しないことが多い。

4）薬剤感受性

MRSAの特効薬であるバンコマイシン（VCM、塩酸バンコマイシン）、テイコプラニン（TEIC、タゴシッド）、アルベカシン（ABK、ハベカシン）の抗菌活性（MIC_{90}）は、VCM 1μg/mL、TEIC 2μg/mL、ABK 1μg/mLである。近年では、一部に、VCM耐性MRSA（VRSA）も報告されている[7]。

5）診断

臨床症状および細菌の分離・同定によって確定診断される。一般的に、黄色ブドウ球菌は、オキサシリンに対する感受性の有無によって、MSSAかMRSAかが判定される。感染症法における定点医療機関の届出基準では、喀痰、膿、尿、その他の通常無菌的ではない検体の場合は、「分離・同定による黄色ブドウ球菌の検出、かつ、オキサシリンのMIC値が4μg/mL以上、またはオキサシリンの感受性ディスク（KB）の阻止円の直径が10mm以下、かつ分離菌が感染症の起因菌と判定された場合」とされている[8]。この際、「分離菌が感染症の起因菌と判定された場合」という条件がついているのは、通常、無菌的でない検体の場合、当該菌種が検出されても、80〜90％は単なる定着であるためである。したがって、口腔内の病巣からMRSAが分離されても、グラム染色所見で好中球による食菌像を確認したり、発熱や炎症所見の有無、画像診断などで総合的に判断し、起炎菌かどうかを判定する必要がある。

6）治療

わが国で使用可能な抗MRSA薬は、グリコペプチド系薬（VCM・TEIC）、アミノ配糖体系薬（ABK）、オキサゾリジノン系薬（LZD）、環状リポペプチド系薬（DAP）の4系統

5薬剤である[4]。

わが国における抗MRSA薬は、概して幅広い適応症を有しているが、ABKの適応症は敗血症・肺炎に限定されており、DAPは肺炎に適応はない。また、腎障害や聴力障害を回避するために最低血中濃度（トラフ値）を一定値以下に下げることを目的としたTDM（Therapeutic Drug Monitoring、治療薬物モニタリング）の実施が必要とされるものに、VCM、TEIC、ABKがある。なお、わが国では適応はないが、MRSA感染症に使用されている抗菌薬には、RFP、ST合剤、MINOなどがある。

これらの抗MRSA薬の組織移行性は、抗菌薬により異なる。VCM、TEIC、ABK、DAPは、ほとんどは生体内で代謝を受けず腎より排泄される。LZDは非酵素的に代謝を受け、非活性代謝物が腎より排泄される。VCM、TEIC、ABK、DAPでは、腎機能に応じた用法・用量調整が推奨されている。個々の抗MRSA薬は、それぞれ副作用・薬物相互作用を有しているので、注意する必要がある。

2 バンコマイシン耐性腸球菌（VRE）

前述のMRSAの治療薬として用いられるバンコマイシンに高度耐性を示す代表的な細菌が、バンコマイシン耐性腸球菌（Vancomycin Resistant Enterococci；VRE）である。欧米においては、多剤耐性VREの急速な増加と蔓延が深刻な問題となっているが、わが国のVREの検出頻度はかなり低く、総入院患者数に対する新規VRE感染症患者数の構成割合は0.0003％にすぎない[3]。

一般的に腸球菌は健常者の腸管内に常在するグラム陽性球菌であり、弱毒性で日和見感染菌として、ときに尿路感染症、心内膜炎などの起炎菌となりえる。易感染性宿主におけるVRE敗血症（菌血症）では治療不可能なことが起こりえる[9]。

VREの薬剤耐性を支配する遺伝子はvanA、vanB、vanCであり、vanA、vanB遺伝子保有株は*E.faecalis*、*E.faecium*に多い傾向がある。これらの遺伝子は、トランスポゾンでR-プラスミド上に座位するので、他種の腸球菌にvanAまたはvanB遺伝子を伝達することができるため、耐性が拡散したものと考えられている。欧米における急速な環境への拡散と院内感染の拡大は、VCMと同系のグリコペプチド系薬であるアボパルシンが家畜飼料に加えられ、家畜の腸管内に常在する腸球菌がアボパルシンに対して耐性を獲得したことに起因する。これらの耐性腸球菌がヒトへも拡がり、この菌に無効な抗菌薬を多用したことによって多剤耐性腸球菌が選択的に増加したものと考えられる[9]。

前述のように、わが国では、諸外国に比べVREの分離頻度は現時点では低いが、次第にVREの健康保菌者は増加している[10]。これらの健康保菌者の増加には、海外からの食肉の輸入や海外渡航者からの拡散の可能性がある。もし、国内でVREによる感染症が発生した際は、感染症法に基づき5類感染症としての届出義務がある。

VREが検出されても、感染症を発症していない場合や起炎菌ではないと考えられる場合には、抗菌薬の投与は不要である。万一、感染症を発症した場合において行われるべき基本的な対応として、血管カテーテル抜去、尿道カテーテル抜去、膿瘍ドレナージ、デブリードマンなどが挙げられる。また、免疫抑制剤を投与している患者では薬剤の減量や中止を試みる。好中球減少状態の患者ではG-CSF製剤の投与も検討する。

感染対策としては、スクリーニング検査によるVREの拡散状況の把握を行うとともに、標準予防策に加え、接触予防策をとることが重要である。

3 ESBL 産生菌

1）特徴

　ESBL とは基質特異性拡張型β-ラクタマーゼ（extended-spectrum β-lactamase）の略称で、ペニシリンなどのβ-ラクタム環をもつ抗生物質を分解する酵素である。このESBL は、*Klebsiella pneumoniae* や *Escherichia coli* などが保有する伝達性プラスミド（R プラスミド）上にコードされているβ-ラクタマーゼ産生遺伝子（TEM 型、SHV 型）が、突然変異により分解可能な薬剤の種類を広げ、第三世代のセフェム系（CTX、CAZ など）をも分解するβ-ラクタマーゼを産生するようになったもので、このβ-ラクタマーゼが基質特異拡張型β-ラクタマーゼ（ESBL）と呼ばれている。ESBL は、クラブラン酸などのβ-ラクタマーゼ阻害薬によりその活性が阻害されるという特徴をもっている。また、ESBL 産生遺伝子は R プラスミド上にコードされているため、同菌種間はもとより、*K.pneumoniae* から *E.coli* というように、腸内細菌科の異なる菌種間に伝達される。このため、ESBL 産生菌は、主に *K.pneumoniae*、*E.coli* の報告が中心であるが、最近では *Serratia marcessense*、*Enterobacter cloacae*、*Proteus mirabiris* など多菌種に広がってきている[11]。

2）検出頻度と感染パターン

　従来、わが国における日本の ESBL 産生菌の検出頻度は、大腸菌で 0.09%、肺炎桿菌で 0.34% 程度（1997〜1998 年）と低かった。しかし、大腸菌では、2001 年の第三世代セファロスポリン系抗菌薬であるセフォタキシム（CTX）耐性率は 0.6% となり、2006 年には 3.8% に、2009 年には 10% にまで達している[12]。
　ESBL 産生菌による院内感染は、集中治療室で発生することが多く、重篤な基礎疾患や手術後などの易感染性宿主に敗血症、髄膜炎、肺炎、創部感染症、尿路感染症などを引き起こすことがある。

3）治療

　ESBL 産生菌による感染症の治療における第一選択薬は、カルバペネム系抗菌薬である。フルオロキノロン系薬も有用な抗菌薬であると考えられるが、ESBL 産生株はフルオロキノロン系薬にも同時に耐性を示す菌株が多いため、留意が必要である[13]。β-ラクタマーゼ阻害剤との配合剤やセファマイシン系薬も良好な薬剤感受性試験成績を示すことがあるが、第一選択薬とはされていない。
　なお、カルバペネム系薬は ESBL 産生菌には効果があるが、緑膿菌には感受性が低い傾向がある。このため、院内感染で ESBL 産生菌が検出された際にカルバペネム系の抗菌薬を使用した場合に、緑膿菌感染が発生するおそれがあり、注意が必要である。

4 多剤耐性緑膿菌

1）特徴

緑膿菌（*Pseudomonas aeruginosa*）は、自然界に広く分布する好気性ブドウ糖非発酵グラム陰性桿菌に分類され、端在性の鞭毛をもち、運動性を示す細菌である。芽胞を形成せず、緑色色素のピオシアニンを産生する。土壌、下水などの湿潤環境やヒトの腸管（健常者の約10％）に分布しているため、病院内の湿潤な環境にも存在する[7]。

多くの株は弱毒性であるため、健常者で起炎菌となることはまれであるが、抗菌薬、ステロイド薬、免疫抑制薬などを長期間使用している感染抵抗力の低下した患者（易感染宿主）などでは、院内感染を起こす。静脈内および尿道内の留置カテーテルを介した感染や外科処置後の創傷、褥瘡などから検出されやすい。ただし、本菌が検体から検出されても、定着しているだけで感染症の原因になっていないこともあるため、留意が必要である[7]。また、留置カテーテルなどに本菌が定着している場合、バイオフィルムを形成し、除菌が困難になる場合がある。

2）薬剤耐性の機序と耐性菌の検出頻度

緑膿菌の薬剤耐性の機序は、①抗菌薬の外膜透過性の低下、②抗菌薬不活化酵素の産生、③薬剤ポンプによる排出、④薬剤親和性の変化などが挙げられる。薬剤耐性を示す緑膿菌の多くは、多剤耐性を示すことが多い。また、β-ラクタム系薬を加水分解して不活性化するメタロ-β-ラクタマーゼを産生する株もみられる。このほか、外膜透過孔D2ポーリン欠損による耐性化も知られている[14]。

感染症法における定点医療機関の届出基準では、喀痰、膿、尿、その他の通常無菌的ではない検体の場合は、「分離・同定による緑膿菌の検出、かつ、以下の3つの条件をすべて満たし、かつ、分離菌が感染症の起因菌と判定された場合」とされ、具体的条件として、①イミペネムのMIC値が16μg/mL以上、またはイミペネムの感受性ディスク（KB）の阻止円の直径が13mm以下、②アミカシンのMIC値が32μg/mL以上、またはアミカシンの感受性ディスク（KB）の阻止円の直径が14mm以下、③シプロフロキサシンのMIC値が4μg/mL以上、またはシプロフロキサシンの感受性ディスク（KB）の阻止円の直径が15mm以下とされている[15]。

わが国における多剤耐性緑膿菌の検出頻度はそれほど高くなく、総入院患者数に対する新規多剤耐性緑膿菌感染症患者数の構成割合は0.08％である[3]。おおむね患者から分離される緑膿菌の数％が、多剤耐性緑膿菌であると考えられている[16]。

3）感染経路

緑膿菌は、病院環境から感染する場合（外因性）と自己の常在細菌叢から感染する場合（内因性）の2つの感染経路が考えられる[14]。

①**外因性**：感染経路は、医療従事者や保菌者、介護者、患者自身の汚染された手指を介する接触感染が最も重要である。リザーバーとしては、人工呼吸器の加湿器や吸引装置、流し台、花瓶の水など、病院内の湿潤な環境が挙げられる。

②**内因性**：易感染性宿主などのハイリスク患者に抗菌薬の投与が加わると、腸管内の菌交代現象により、緑膿菌が選択的に増殖することが知られている。緑膿菌は運動性に

富むため、腸管からのbacterial translocationによって循環系へ侵入し、敗血症など
を惹起して重篤な症状を呈することがある。

4）病態

本菌による院内感染症は、肺炎などの呼吸器感染症、尿路感染症、手術創、外傷・熱湯、
褥瘡部などの皮膚軟化部組織感染症、胆道感染症、敗血症などが代表的である。当初
の検査では感受性を示していた緑膿菌が、抗菌薬による治療を経て耐性化することもあ
るため注意を要する。重症熱傷患者、白血病などの血液疾患、固形癌患者などに敗血症
や肺炎が起こると死亡率が高い[14]。

5）治療

多剤耐性緑膿感染症に対しては、有効な抗菌薬は少なく、単独で有効性が期待できる
抗菌薬はないのが現状である。多くの場合、患者ごとに2つの抗菌薬を併用することで治
療が行われている。最も多くの株に有効であった組合せとしては、アミカシン（amikacin）
とアズトレオナム（aztreonam）であったとの報告がある[16]。

近年、多剤耐性緑膿菌感染症の治療にあたり、コリスチン注射剤を活用する新しい動
向が注目されている。コリスチン注射剤は、1990年代半ばまで臨床に供されていたが、
使用量の減少によって承認削除されていた。しかし、国内外のガイドラインにおいては、
多剤耐性緑膿菌感染症に対する治療薬の最終救済薬として再評価されていることを受け
て、日本化学療法学会から多剤耐性緑膿菌由来感染症の治療薬として再開発の要望が厚
生労働省に提出された。これを受け、厚生労働省は、コリスチン注射剤を未承認薬・適
応外薬検討会議で医療上の必要性が高い薬剤として開発企業を公募し、グラクソ・スミ
スクラインが公募に応じ、2014年8月に承認申請している[17]。

6）対策

多剤耐性緑膿菌の院内感染対策としては、標準予防策や接触予防策の徹底が必要であ
る。また、抗菌薬の適正使用も重要であり、カルバペネム系抗菌薬をはじめとする広域抗
菌薬の長期間の投与は、多剤耐性緑膿菌による院内感染のリスクを高めることになる。前
述の感染経路を考慮した場合、すべての医療施設において、多剤耐性緑膿菌の院内感染
のリスクがあるため、常にサーベイランスによる監視を行うことが求められる[16]。多剤耐
性緑膿菌は、洗面台や排水口といった湿潤な病院環境にいったん定着するとなかなか排
除できないため、日常的な感染対策の励行が重要である。

5 多剤耐性結核菌

1）特徴

結核菌は、好気性のグラム陽性桿菌で、芽胞、鞭毛、莢膜をもたない非運動性菌である（図2）。多剤耐性結核菌とは、抗結核薬であるイソニアジド（INH）とリファンピシン（RFP）の両剤に耐性を獲得した結核菌である。多剤耐性結核菌が生じる原因としては、十分な治療が受けられない場合や、一度開始した薬剤の服用が不規則となったり、途中で中断することなどが挙げられる。また、いったん治癒したようにみえても、約2〜5％の患者で再発が生じており、このような場合に多剤耐性結核菌が検出されることが多い[18]。多剤耐性結核菌が検出される結核患者の治療は困難であり、治療開始後5年における治癒率は62％で、38％の患者においては死亡または陽性のまま推移している[19]。多剤耐性結核患者は、近年増加傾向にあるため、院内感染対策においても注意が必要である。

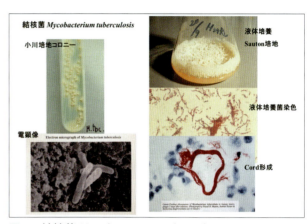

図2 結核菌 *Mycobacterium tuberculosis*
（日本細菌学会「細菌学教育用映像素材集（第4版）」より許諾を得て転載。画像提供：光山正雄先生〈京都大学医学部〉）

2）院内感染予防対策

多剤耐性結核症患者に対して病院内で行うべき予防対策は、大別して感染源対策、感染経路別予防策、接触者対策がある[20]。

① **感染源対策**：一般に2〜3週間続く咳がある患者が病棟に発生した場合、まず、胸部エックス線写真で病変の有無を確認する。必要に応じて、結核菌感染診断用 IFN-γ 測定試薬による検査（クォンティフェロン TB-2G 検査）を実施する。診察時はなるべく他の患者との接触を避け、院内を移動する際にはマスクの着用を指示する。

② **感染経路別予防策**：結核は空気感染するため、診断確定後は飛沫咳感染の予防対策として、空気予防策を実施する。排菌患者は陰圧に維持した個室に隔離し、HEPAフィルターを用いて部屋の換気を行うことが必要であるため、こうした設備がない施設では、患者が結核病床を有する病院へ転院が必要となる。患者が転院するまでの間は、患者に外科用マスクを着用させ、入室者は N95 マスクを着用することが必要である。

③ **接触者対策**：排菌患者との濃厚接触者については、結核菌感染診断用 IFN-γ 測定試薬による検査（クォンティフェロン TB-2G 検査）を実施し、必要に応じて薬剤による化学的予防を行う。

6 セラチア、アシネトバクター、セパシア

1) セラチア

　セラチア属は、周毛性鞭毛を有するグラム陰性通性嫌気性桿菌で、基準種は *Serratia marcescens* である（図3）。水中や土壌、食品など自然界に存在しており、赤い色素を産生する特徴があるため（図4）、病院環境に定着した場合、排水口などがピンクに着色することがある。糞便や口腔などからしばしば分離される常在菌の一種であるため、検体から分離されても、健常者では起炎菌でない場合は特段の対策は必要ない。

　しかし、易感染性宿主においては、眼内炎、尿路感染などの日和見感染を生じることがある[21]。特にセラチアが血液、腹水、髄液などから分離される場合は重篤な症状を呈する。実際、病院内で汚染されたヘパリン加生理食塩水が、抗凝固処置（ヘパリンロック）によって血管ルートで侵入したセラチア感染の集団発生（アウトブレイク）による死亡例もみられた。なお、セラチアの一部には、高度耐性を示す株があるため注意が必要である。

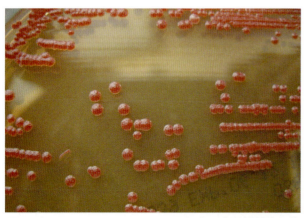

図3　*Serratia marcescens* のマッコンキー寒天培地上の集落（拡大）
（日本細菌学会「細菌学教育用映像素材集（第4版）」より許諾を得て転載。画像提供：大澤　朗先生〈神戸大学大学院農学研究科／医学研究科〉）

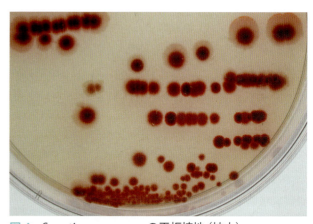

図4　*Serratia marcescens* の平板培地（拡大）
（日本細菌学会「細菌学教育用映像素材集（第4版）」より許諾を得て転載。画像提供：故後藤俊幸先生〈京都大学医学部保健学科〉、木戸隆宏先生〈佛教大学作業療法学科〉）

2) アシネトバクター

　アシネトバクター属は、好気性のブドウ糖非発酵グラム陰性短桿菌であるが、臨床材料からの分離株では双球菌状を呈することが多い[22]。オキシダーゼ陰性、カタラーゼ陽性であり、通常の培地でよく発育する（図5）。

　環境中に生息するため、病院環境にも定着がみられ、喀痰、尿、創傷、留置カテーテルから分離される頻度は緑膿菌に次いで多い。一般にヒトに対しては非病原性であるが、易感染性宿主においては、呼吸器感染症、尿路感染症、創傷感染症などを生じる。口腔内から一過性に分離されることもあり、気管内挿管、気管切開患者には定着しやすいので、しばしば肺炎、気管支炎を起こすことがある。わが国でも、過去に3回の大学病院における集団感染の事例がある。

　近年、多剤耐性アシネトバクターも増加しつつあり、メタロ-β-ラクタマーゼ産生菌も検出されている。1991年にニューヨークの病院で大規模な院内感染があったことで注目され、その後、世界各地で発生例の報告がある。多剤耐性アシネトバクターは、カルバペネム系の抗菌薬も無効で、治療が困難である。

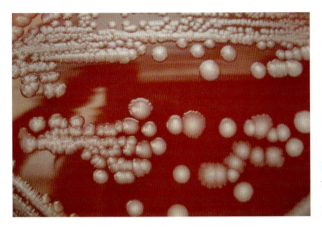

図5 *Acinetobacter baumannii* の血液寒天培地上の集落（拡大像）
（日本細菌学会「細菌学教育用映像素材集（第4版）」より許諾を得て転載。画像提供：大澤 朗先生〈神戸大学大学院農学研究科／医学研究科〉）

3）セパシア

Burkholderia cepacia は、かつては *Pseudomonas cepacia* と呼ばれ、植物の病原体として知られていたブドウ非発酵グラム陰性桿菌である。極多毛の鞭毛を有し、ヒトに対する病原性は低いが、自然界や病院内の湿潤環境に常在している。

易感染性宿主に対しては日和見感染を起こし、尿路および血管内留置カテーテル感染、創傷感染、火傷感染などを起こす。日和見感染を起こした場合、治癒しにくく、多剤耐性化しやすいため、注意が必要である[23]。消毒液に対して強い抵抗性を示すものがあり、一部の消毒液（クロルヘキシジン〈ヒビテン〉など）に抵抗性で、しばしば消毒薬を介した院内感染として問題となることがあり、集団発生も報告されている[24]。

文献

1) 斧 康雄：院内感染対策 なるほど ABC（初版）．東京：ヴァン メディカル，78-82，2003．
2) 厚生労働省：院内感染対策サーベイランス 検査部門公開情報（2011年報）．http://www.nih-janis.jp/report/open_report/2011/3/1/ken_Open_Report_201100.pdf
3) 厚生労働省：院内感染対策サーベイランス 全入院患者部門公開情報（2011年報）．http://www.nih-janis.jp/report/open_report/2011/3/2/zen_Open_Report_201100.pdf
4) 公益社団法人 日本化学療法学会，一般社団法人 日本感染症学会，MRSA 感染症の治療ガイドライン作成委員会 編集：MRSA 感染症の治療ガイドライン．1-3，2013．
5) Saïd-Salim B, Mathema B, Kreiswirth BN: Community-acquired methicillin-resistant Staphylococcus aureus: an emerging pathogen. Infect Control Hosp Epidemiol. 24: 451-5, 2003.
6) 大塚喜人 編：感染対策に役立つ臨床微生物 らくらく完全図解マニュアル．大阪：メディカ出版，176，2011．
7) 吉田眞一，柳 雄介，吉開泰信 編：戸田新細菌学（改訂34版）．東京：南山堂，236-43，2013．
8) 厚生労働省：感染症法に基づく医師の届出のお願い．47 メチシリン耐性黄色ブドウ球菌感染症．http://www.mhlw.go.jp/bunya/kenkou/kekkaku-kansenshou11/01-05-41-01.html
9) 富田治芳，野村隆浩，久留島潤，谷本弘一：バンコマイシン耐性腸球菌．日臨微生物誌．24（3），180-94，2014．
10) 高倉俊二：水面下で進行する VRE 院内伝播と病院間拡散～京都での経験と対策～．ビオメリュー・ニュースレター．6: 1-3, 2007.
11) 東京都感染症情報センター：ESBL（extended-spectrum β-lactamase）産生菌．東京都微生物検査情報（月報）．26（10）: 1-2, 2005.
12) 国立感染症研究所：JANIS データからみた薬剤耐性菌の分離状況と薬剤耐性菌による感染症の発生状況．病原微生物検出情報．32（1）: 3-4, 2011.
13) 石井良和：基質特異性拡張型 β ラクタマーゼ（ESBL）産生菌．モダンメディア．53（4）: 98-104, 2007.
14) 斧 康雄：院内感染対策 なるほど ABC（初版）．東京：ヴァン メディカル，86-8，2003．
15) 厚生労働省：感染症法に基づく医師の届出のお願い．48 薬剤耐性緑膿菌感染症．http://www.mhlw.go.jp/bunya/kenkou/kekkaku-kansenshou11/01-05-42-01.html
16) 松本哲哉：多剤耐性緑膿菌（MDRP）．モダンメディア．53（3）: 74-9, 2007.
17) グラクソ・スミスクライン：グラクソ・スミスクライン株式会社 多剤耐性緑膿菌感染症に対する治療薬としてコリスチンの製造販売承認を申請．プレスリリース 2014年8月13日．http://glaxosmithkline.co.jp/press/press/2014_07/P1000853.html

18) 結核療法研究協議会内科会:ピラジナミドを含む標準治療後の再発率. 結核. 84(9): 617-25, 2009.
19) 吉山 崇:多剤耐性結核の治療成績. 結核. 80(11): 687-93, 2005.
20) 斧 康雄:院内感染対策 なるほどABC(初版). 東京:ヴァンメディカル, 89-90, 2003.
21) 吉田眞一, 柳 雄介, 吉開泰信 編:戸田新細菌学(改訂34版). 東京:南山堂, 350-1, 2013.
22) 吉田眞一, 柳 雄介, 吉開泰信 編:戸田新細菌学(改訂34版). 東京:南山堂, 273, 2013.
23) 吉田眞一, 柳 雄介, 吉開泰信 編:戸田新細菌学(改訂34版). 東京:南山堂, 271, 2013.
24) 斧 康雄:院内感染対策 なるほどABC(初版). 東京:ヴァンメディカル, 91-2, 2003.

3 一般歯科医院における環境整備

　平成24年の診療報酬改定の際に、「歯科外来診療環境体制加算」が新設された。これは、抜歯や小手術など観血的処置を行う機会が多いという歯科の特性を踏まえ、患者にとってより安全で安心できる歯科医療の環境整備を図ることを目的としている。器械・器具の滅菌・消毒のみならず、歯科診療室内の環境整備は、患者・医療従事者双方の健康にかかわる重要な事項である。

1 空気感染（飛沫感染）

1）治療前の感染予防

　歯科診療室の空気中には、患者の口腔由来の微生物や生体由来物質が存在している[1]。特に、回転切削器具による歯の切削、超音波あるいはエアスケーラーによるスケーリングおよびルートプレーニングの際には、細菌付着飛沫が発生する。たとえば、回転切削器具を併用した抜歯処置の際、術野から1m離れた地点からも血液で汚染されたエアロゾルが検出されている[2]。これに対し、処置前に患者に消毒薬で含漱させることは、口腔内細菌数を減少させ、細菌付着飛沫の低減に有効であることが示されている[3-5]。米国疾病管理予防センター（CDC）は、院内感染の予防効果を直接的に示した論文はないとして、積極的な推奨はしていない[6,7]。しかしながら、診療室の環境を清潔に保つためには、簡便かつ比較的安価に実施できる手段である。

　含漱剤としては、生体用の中水準消毒薬が適している。具体的には、ポビドンヨード、塩化ベンザルコニウム、塩化ベンゼトニウムが挙げられる（「第9章　消毒薬の選定」を参照）（図1）。クロルヘキシジンは海外では一般的に0.12％で使用されているが、わが国では粘膜への使用でアナフィラキシーショックの事例が報告されていることから、含漱剤としては0.05％にとどめられている。市販の含漱剤にも消毒効果があるが、爽快感を付与するためにメントールやアルコールなどの成分が含有されているものがあり、患者によっては刺激性が強いので注意する。

> **POINT** 治療開始前に消毒薬で患者の口腔内を含漱消毒し、口腔内細菌数レベルを下げる。

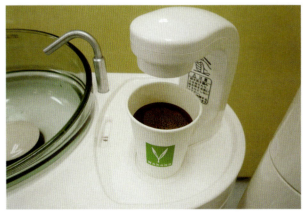

図1　ポビドンヨードのよる術前の含漱
診療室の環境を清潔に保つために、簡便かつ比較的安価に実施できる手段である。

2）感染飛沫拡散の制御

「歯科外来診療環境体制加算」では、具体的な要件として「歯科用吸引装置などにより歯科ユニットごとに歯の切削や義歯の調整、歯の被せ物の調整時などに飛散する細かな物質を吸収できる環境を整備していること」が挙げられている。具体的には、口腔外バキュームならびに空気清浄機が効果的である（図2）。たとえば、窩洞形成や抜髄処置を目的とした歯の切削後、術者のマスク・眼鏡、診療室の空気中から検出される患者の口腔内のレンサ球菌の数を、口腔内バキュームのみと口腔外バキュームを併用した場合とで比較したところ、後者は約9割減少したことが示されている[8,9]。術者だけでなく介助者の個人保護用具の使用、口腔外バキュームの使用、適切な空調設備の診療室への設置が求められる[10,11]。

口腔外バキュームは大きく分けて、単体で移動可能なモバイル式（図3）、固定されたセントラル配管式（図4）、技工用（図5）がある。高額であるが、理想的には全ユニットへの標準装備が望ましい。吸引能力の低下をまねかないよう、定期的なフィルター交換を忘れてはならない。

すでに発生し空気中に漂っている飛沫粉塵に対しては、空気清浄機が有効である。現在、空気清浄器はウイルスやいわゆるPM2.5のような微小粒子状物質も除去可能な高性能な製品が、一般家庭でも購入可能な価格で販売されるようになった（図6）。これも、フィルター交換など機器のメインテナンスが必要である。

最近は患者のプライバシー保護の観点から個室化した診療室も見受けられる。個室化は飛散粉塵が診療室全体に拡散しないという利点があるが、個室内の飛散粉塵濃度が高まるという欠点が指摘される。個室内では、積極的に上記の対策をとることが望ましい（図7）。

また、平成26年11月に厚生労働省より発表された特定化学物質障害予防規則・作業環境測定基準などの改正では、発がん性を有するとしてクロロホルムが措置対象物質に追加された[12]。歯科では根管充填材の溶媒あるいは歯冠修復物内面の適合性の確認に使用されている。感染性の物質ではないが、歯科診療所の環境安全維持のためにクロロホルムは使用しない。

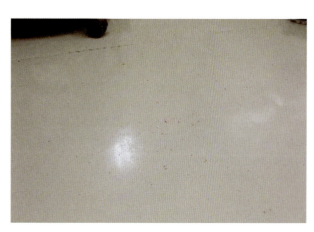

図2　歯科用ユニット周囲の床に散乱した義歯切削による削片
口腔外バキュームを使用せずに義歯の切削を行うと、歯科用ユニット周囲に削片が散乱する。

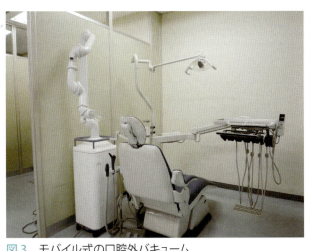

図3 モバイル式の口腔外バキューム
設置が簡便で、移動して各ユニットで使用することができる。

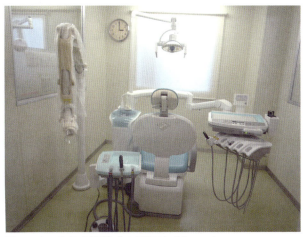

図4 セントラル配管式の口腔外バキューム
排気が同じ診療室内に出ない、吸引力が強い、ユニット周りのスペースを取らないという利点がある。ユニットと連動して作動するものもある。

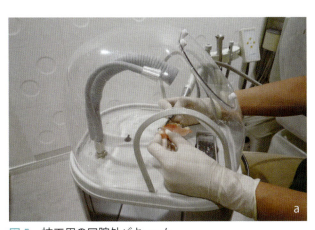
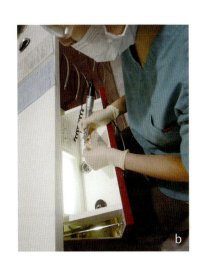

図5 技工用の口腔外バキューム
a) モバイル式、b) キャビネットに組み込まれたセントラル配管式。義歯の調整など、口腔外での切削に効果的である。

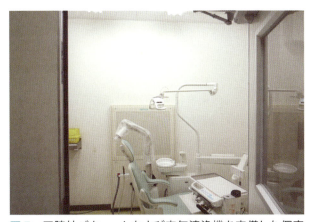

図6 空気清浄機
高性能な空気清浄機が市販されている。

図7 口腔外バキュームおよび空気清浄機を完備した個室の歯科診療室
感染症患者を診療することを目的とした個室の歯科診療室。血液を含む切削片や飛沫が拡散しないよう配慮している。

> **POINT** 口腔内バキューム使用時に、口腔外バキュームを併用する。
> 義歯調整などでは、口腔外バキュームを使用する。
> 空気清浄機を使用する。

一般歯科医院における環境整備

2 レーザー／エレクトロサージェリーの飛沫粉塵や術中発生の煙

　レーザーや電気メスを使用すると、組織は蒸散あるいは焼灼され、煙（サージカルスモーク）とともに空気中に飛散する。サージカルスモーク中には、組織片、粒子、微生物、ガス（シアン化水素、ベンゼン、ホルムアルデヒド）などが含まれる。CDCのガイドラインでは、サージカルスモークの感染の危険性については、未解決の部分があるのでガイドラインとしては取り決めないとしている[7]。しかしながら、患者や医療従事者の鼻粘膜に到達し感染することを懸念しており、米国の団体であるNational Institute of Occupational Safety and Health（NIOSH：国立労働安全衛生研究所）、Association of Perioperative Registered Nurse（AORN：手術室看護師協会）の基準を紹介している[13]。

①標準予防策（高フィルター性能の外科用マスク、場合によってはフルフェースシールド）
②微量煙柱中の粒子状物質を回収するためのインラインフィルター内蔵中央室内吸引装置の使用
③レーザーの煙柱中の多量の粒子を除去するための高性能フィルター内蔵専用排煙システムの使用

　サージカルスモークは高温により滅菌されているように思われがちであるが、診療所の責任者はその潜在的危険性についてスタッフに周知させるべきであり、口腔外バキュームや空気清浄機などの設置を推進することが望ましい。

POINT レーザーや電気メスで発生する煙は潜在的な感染性を有する。

3 ユニット関連の表面

　血液や感染性生体物質が付着した部位は、可及的すみやかに汚染物質を封じ込め、除去する。目に見える血液による汚染を消毒する際には、0.5％次亜塩素酸ナトリウム水溶液（5,000ppm）を用いると、30秒以内に各種被験ウイルスが不活性化された報告がある[14]。
　具体的には以下の手順で行う[6]。
①グローブ、必要に応じ個人防護用具（ゴーグル、ディスポーザブルエプロンなど）を装着する。
②肉眼で見える汚染物質は、吸収性のある材料を用いて拡散しないよう取り除く。感染性廃棄物専用の容器に廃棄し、適切に処理する。
③多孔質や吸湿性のある物体でなければ、表面を洗浄する。
④中水準消毒薬で消毒する。具体的には「第9章 消毒薬の選定」を参照のこと。

POINT 血液や感染性生体物質は、拡散しないよう除去し、中水準消毒薬で消毒する。

　血液や感染性生体物質が付着する可能性がある部位は、中水準消毒薬で清拭する（図8）。最近の歯科用ユニットおよび機器は、患者の口腔内に装入する部分、あるいは処置中にグローブをした手で触れる部分については、ディスポーザブルやオートクレーブが可能な着脱式のパーツが装備されるようになっているものが多い（図9）。しかしながら、ディスポーザブルではなく、オートクレーブあるいは洗浄が不可であり、かつ、診療中にグローブをした手で頻回に触れる部分、あるいは血液や体液で汚染されやすい部分については、

防護カバーで覆い、患者ごとに交換することが推奨される[6]。たとえば、歯科用ユニットのライトのハンドル、スイッチ、歯科用エックス線撮影装置、歯科用ユニット付近のコンピュータ、引き出しの取っ手、ペン、電話などが挙げられる（図10）。

POINT 血液や体液で汚染されている可能性がある部分は、中水準消毒薬で清拭する。
血液や体液で汚染されやすい部分は、防護カバーで覆う。

歯科診療室内には、正常な皮膚にのみ接触するノンクリティカルな表面、すなわち医療従事者のグローブの接触あるいは飛沫付着の機会がない部位がある。ノンクリティカルな表面の清掃は、低水準の消毒薬あるいは洗剤と水による清拭のみでよい[6,7]。こうした部位に対し消毒薬を使用した場合と、界面活性剤を使用した場合の院内感染の発生についてシステマティック・レビューにより比較検討した結果、感染率に差はなかったと報告されている[15]。ただし、清掃を妨げることのないよう、余計な物品は置かないよう整理整頓を心がけたい（図11）。

POINT ノンクリティカルな表面（正常な皮膚にのみ接触する表面）は、洗剤／低水準消毒薬で清掃する。

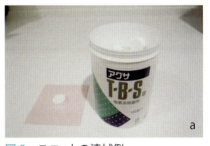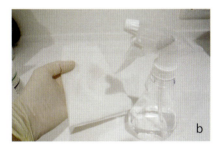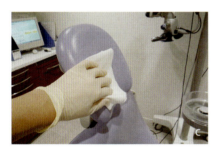

図8　ユニットの清拭例
a) タブレット状の塩素系消毒薬、b) 作製した消毒薬、c) ユニットの清拭
タブレット状の消毒薬は、毎日水に溶解し新鮮な消毒液を作製する。ディスポーザブルのタオルを使用し、グローブをした手でユニットを清拭する。

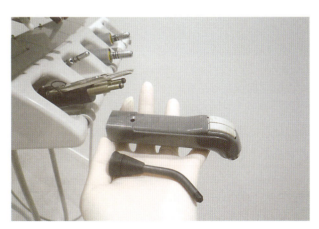

図9　オートクレーブが可能な歯科用ユニットのパーツの例
このスリーウェイシリンジは、握りの部分と先端の部分を外しオートクレーブにかけることができる。先端がディスポーザブルのタイプもある。

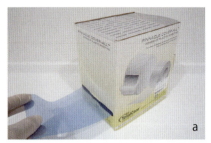
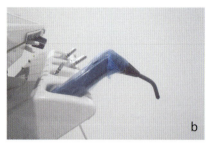
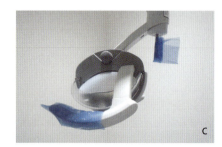
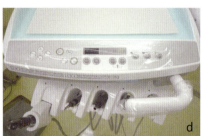
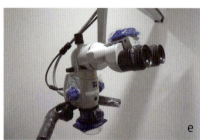

図10 グローブをした手で頻繁に触れる部分の防護例
a) 粘着性を有する防護用シート、b) スリーウェイシリンジ、c) 歯科用ユニットのライト、d) 歯科用ユニットのブラケットテーブル、e) 実体顕微鏡
グローブをした手で頻繁に触れるスイッチおよび取っ手などは、ビニールで覆い、患者ごとに交換する。粘着性があり機材に付けやすいシートも市販されている。

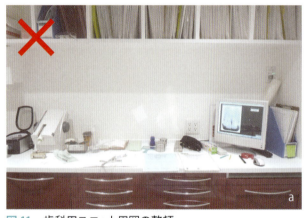
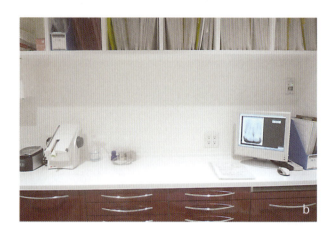

図11 歯科用ユニット周囲の整頓
a) 整頓前のキャビネット、b) 整頓後のキャビネット
清掃を妨げることのないよう、歯科用ユニット周囲には余計な物品は置かないよう整理整頓を心がける。

4 ハウスキーピング表面（床、壁、カーテン、シンクなど）

1）患者ケア区域

　歯科診療室におけるハウスキーピング表面、すなわち日常的な清掃表面（床、壁、カーテン、シンクなど）は、低水準消毒薬あるいは洗剤と水による定期的な清掃でよい[6, 7]。この際、洗浄液および清掃道具（モップ、雑巾など）の汚染に留意すべきである。これらは清掃によりすぐに汚染されるため、使用し続けるとかえって他の表面に汚染を広げてしまうことになる。清掃道具は十分に洗浄し、使用後は乾燥して保管するか、ディスポーザブルのものを使用する（図12）。また、希釈して使用するタイプの消毒薬や洗剤は、メーカーの指示に従い調整する。希釈後長期間保存されたものは、微生物の新たな繁殖の場となりうる。
　掃除機は適切に使用しないと、排気から微生物が拡散されてしまう可能性がある。フィルターは定期的に洗浄もしくは交換する（図13）。非多孔質の床材と比較し、洗浄や消毒が困難な布製品、すなわちカーペット地の床材や布張りの家具は、歯科診療室内には不向きである。

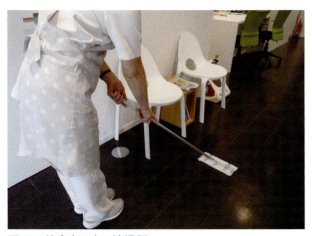

図12 待合室の床の清掃例
ディスポーザブルのモップが簡便かつ清潔である。

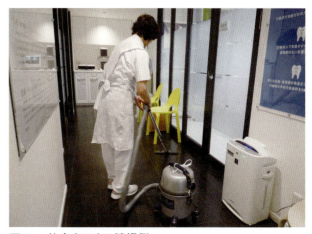

図13 待合室の床の清掃例
掃除機は排気から微生物が拡散されてしまう可能性があるため、フィルターは定期的に洗浄もしくは交換する。

POINT 清掃道具、洗剤あるいは消毒薬の汚染や劣化に注意する。

2）患者ケア区域以外（待合室など）

通常は、市販されている家庭用の清掃用洗剤で清拭する方法で十分であり、特別な汚染対策は必要ではない。

POINT 待合室などの表面は、洗剤と水による清掃が適当である。

文献

1) Leggat PA, Kedjarune U: Bacterial aerosols in th dental clinic: a review. International dental journal. 51(1): 39-44, 2001.
2) Ishihama K, Koizumi H, Wada T, Iida S, Tanaka S, Yamanishi T, Enomoto A, Kogo M: Evidence of aerosolised floating blood mist duringoral surgery. J Hosp Infect. 71：359-64, 2009.
3) Fine DH, Mendieta C, Barnett ML, Furgang D, Meyers R, Olshan A, Vincent J: Efficacy of preprocedural rinsing with an antiseptic in reducing viable bacteria in dental aerosols. J periodontol. 63(10): 821-4, 1992.
4) Fine DH, Furgang D, Korik I, Olshan A, Barnett ML and Vincent JW: Reduction of viable bacteria in dental aerosols by preprocedural rinsing with an antiseptic mouthrinse. Am J Dent. 6(5): 219-21, 1993.
5) Fine DH, Yip J, Furgang D, Barnett ML, Olshan AM, Vincent J Reducing bacteria in dental aerosols: pre-procedural use of an antiseptic mouthrinse. J Am Dent Assoc.124(5): 56-8, 1939.
6) Kohn WG, Collins AS, Cleveland JL, Harte JA, Eklund KJ, Malvits DM: Environmental Infection Control, Guidelines for infection control in dental health-care settings – 2003. department of health and human services Centers for Disease Control and Prevention, Morbidity and Mortality Weekly Report, Recommendations and Reports. 42(RR-17): 25-8, 2003. http://www.cdc.gov/mmwr/PDF/rr/rr5217（pdfにて参照可能）.
7) Kohn WG, Collins AS, Cleveland JL, Harte JA, Eklund KJ, Malvits DM: Recommendations, Guidelines for infection control in dental health-care settings – 2003. department of health and human services Centers for Disease Control and Prevention, Morbidity and Mortality Weekly Report, Recommendations and Reports. 42(RR-17): 39-48, 2003. http://www.cdc.gov/mmwr/PDF/rr/rr5217（pdfにて参照可能）.
8) 大橋たみえ，石津恵津子，小澤享司，久米美佳，徳竹宏保，可児徳子：歯の切削に伴う飛散粉塵濃度と口腔外バキュームの位置による除塵効果．口腔衛生会誌 51：828-33, 2001.
9) 荻野　淳，野呂明夫，高橋一祐，須山祐之，石井俊文，宮武光吉：切削粉塵に伴う微生物粒子による院内感染防止に関する研究．日歯医療管理誌 31：37-42, 1996.
10) 野呂明夫，高橋江里子，森　玲子，槇石武美，高橋一祐，石川達也：日常歯科臨床における作業環境および切削粉塵の分析とその影響

に関する研究（第 3 報）新水道橋病院と個人歯科医院における浮遊粉塵の発現状況ならびに歯牙切削時における各種条件における発塵状況について．日歯保存誌. 36：1496-1507, 1993.

11）野呂明夫，谷仲法子，高橋一祐，石川達也，荻野淳，高橋江里子，須山祐之：日常歯科臨床における切削粉塵に伴う院内感染防止に関する研究（第 1 報）微生物粒子による診療室内空気環境汚染に対する検討と対策．日歯保存誌. 38：1549-61, 1995.

12）厚生労働省：特定化学物質障害予防規則等の改正（ジメチル -2,2- ジクロロビニルホスフェイトとクロロホルムほか 9 物質の追加）に係るパンフレット． 1-20, 2014. http://www.mhlw.go.jp/file/06-Seisakujouhou-11300000-Roudoukijunkyokuanzeneiseibu/0000059074（pdf にて参照可能）.

13）Kohn WG, Collins AS, Cleveland JL, Harte JA, Eklund KJ, Malvits DM: Special considerations, Guidelines for infection control in dental health-care settings – 2003. department of health and human services Centers for Disease Control and Prevention, Morbidity and Mortality Weekly Report, Recommendations and Reports. 42(RR-17): 30-8, 2003. http://www.cdc.gov/mmwr/PDF/rr/rr5217（pdf にて参照可能）.

14）Weber DJ, Barbee SL, Sobsey MD, Rutala WA: The effect of blood on the antiviral activity of sodium hypochlorite, a phenolic, and aquatermary ammonium compound. Infec Control Hosp Epidemiol. 20：821-7, 1999.

15）Dettenkofer M, Wenzler, Amthor S, Antes G, Motschall, Daschner FD: Does disinfection of environmental surfaces influence nosocomial infection rates? A systematic review. Am J Infect Control. 32(2): 84-9, 2004.

4 歯科用ユニット給水系

1 歯科用ユニット給水系の細菌汚染について

現在、歯科用ユニットで使用される給水系の水は普通の水道水（飲料水）である。個人診療所では水道局から直接建物内に供給されている水道水を使用している。また、ビルなどの診療所では、一般に屋上に設置された貯水槽に水道局から供給された水道水をくみ上げ、その後、屋上より下の階の診療所に配給されるシステムがとられている。いずれにしても水道水が使用されているので、国が定める水道水（飲料水）の水質基準を満たしていなければならない。

> **POINT** 歯科用ユニット給水系に使われるのは水道水なので、国が定める水道水（飲料水）の水質基準を満たしていることが必要である。

1）わが国の水質基準

わが国の水質基準については平成15年度に大きな見直しが行なわれ、その後、最近の知見により逐次、見直しが行われてきている（図1）。水道水の水質基準における細菌に関する項目は従来、一般細菌と大腸菌だけであったが、最近では従属栄養細菌の検査が

水道法第4条に基づく水質基準は、水質基準に関する省令（平成15年5月30日厚生労働省令第101号）により、定められている。
水道水は、水質基準に適合するものでなければならず、水道法により、水道事業者などに検査義務が課されている。
水質基準以外にも、水質管理上留意すべき項目を水質管理目標設定項目、毒性評価が定まらない物質や、水道水中での検出実態が明らかでない項目を要検討項目と位置づけ、必要な情報・知見の収集に努めている。

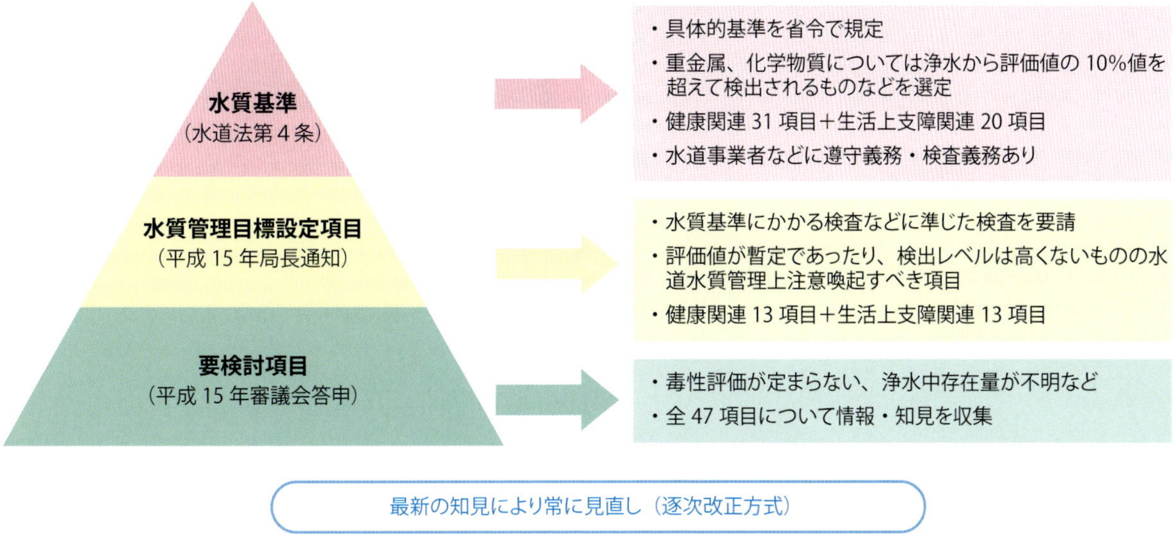

水質基準（水道法第4条）
- 具体的基準を省令で規定
- 重金属、化学物質については浄水から評価値の10％値を超えて検出されるものなどを選定
- 健康関連31項目＋生活上支障関連20項目
- 水道事業者などに遵守義務・検査義務あり

水質管理目標設定項目（平成15年局長通知）
- 水質基準にかかる検査などに準じた検査を要請
- 評価値が暫定であったり、検出レベルは高くないものの水道水質管理上注意喚起すべき項目
- 健康関連13項目＋生活上支障関連13項目

要検討項目（平成15年審議会答申）
- 毒性評価が定まらない、浄水中存在量が不明など
- 全47項目について情報・知見を収集

最新の知見により常に見直し（逐次改正方式）

図1　水道水質基準について（厚生労働省ホームページより引用改変）

求められるようになった。従属栄養細菌は一般細菌のように寒天培地37℃、48～72時間培養で検出されず、専用の培地と培養条件が必要である（図2、3）。

- ●一般細菌
  1mLの検水で形成される集落数が100以下

- ●大腸菌
  検出されないこと

図2　一般細菌、大腸菌の水質基準

当面、目標値として、1mLの検水で形成される集落数として2,000以下（暫定。R2A寒天培地法20±1℃で7日間培養した後の集落数である）と設定することとした。

検査の実施にあたっては、以下の点に留意することとする。

（1）一般細菌の検査に合わせて実施すること。

（2）同一プレートで48時間後、72時間後および可能ならば14日間後の菌数を算出することが望ましいこと。

（3）給水栓から採水するときは、十分放流した後採取すること。あらかじめ栓口を火炎滅菌することも有効であること。

水質基準に関する省令の一部改正における留意事項について（平成19年11月15日健水発第1115002号）

図3　従属栄養菌の基準と測定方法

2）歯科用ユニットから患者の口腔内に注水される部位

エアータービンハンドピース、電気エンジンハンドピース、超音波スケーラー、スリーウェイシリンジ、口腔内すすぎ水から、患者の口腔内へ注水が行われる（図4、5）。

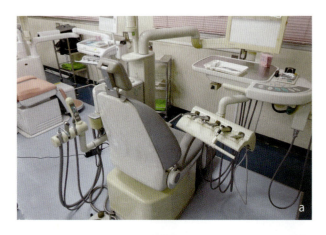
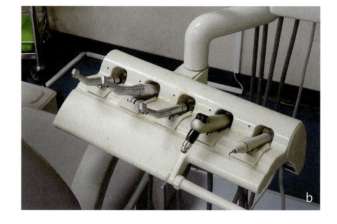
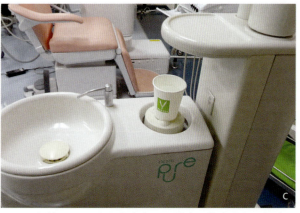

図4　歯科用ユニットから患者の口腔内に注水される部位

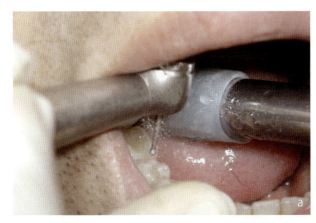
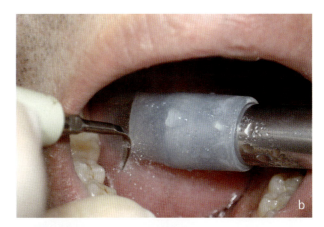
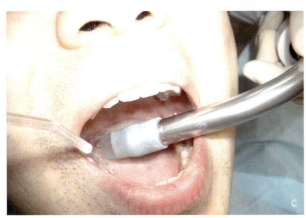
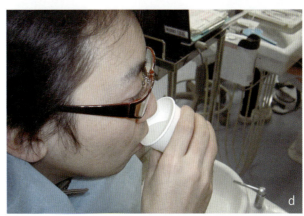

図5　歯科用ユニットの各部位より患者の口腔内へ注水されている状態

3）歯科用ユニット給水系の細菌の存在

　歯科用ユニット給水系から一般細菌や大腸菌・レジオネラなどの病原菌が検出されることはほとんどない。また、口腔内に常在している細菌が給水系から検出されることは、患者ごとに使用したすべての器械・器具類を取り換えること、および使用した器械・器具類を滅菌あるいは1回使用とすることを遵守することで防止できる。

　しかし、上述した従属栄養菌が歯科用ユニット給水系に存在し、増殖していることは問題である。従属栄養菌はいわゆる水生菌であり、水道局から供給されてくる水道水中にわずかながら存在している。この従属栄養菌が歯科用ユニット給水系に入り込むと、チューブ内層にバイオフィルムを形成し、増殖する[3,4]。タービンなどの注水時にバイオフィルムからはがれた従属栄養菌が口腔内に曝露される。現在の水質基準の2,000CFU/mL以上に検出されることもまれではない。それは、歯科用ユニットの構造上、給水系のチューブ内に長時間水道水が滞留すること、診療時間以外のユニットを稼働していない時間のほうが長く、チューブ内に存在している従属栄養菌が増殖しやすいためである。この従属栄養菌は病原菌ではなく、健康人の体内に入った場合に病気を引き起こすことはないと言われている。しかし、一般的に汚染菌（contaminant）とみなされ、宿主免疫防御機構が弱体化しているとき日和見病原体になると言われている[5,6]（図6〜9）。

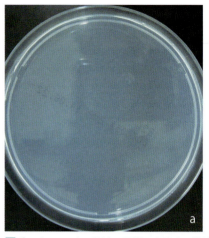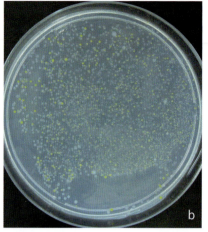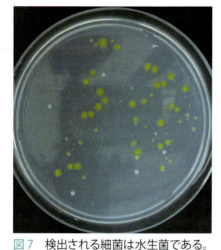

図6 a）R2A寒天培地。通常の血液寒天培地での細菌培養と異なり、低温・長時間培養により生育する従属栄養細菌の培地として用いられている。b）タービンヘッドより排出された水の培養の結果、非常に多くの数種類の細菌が検出された。

図7　検出される細菌は水生菌である。
・*Sphingomonas paucimobilis*（黄色の不溶性色素が特徴）
・*Methylobacterium mesophilicum*
・*Pseudomonas stutzeri*

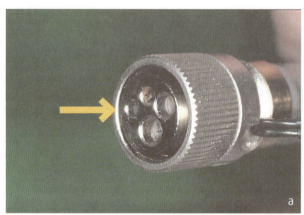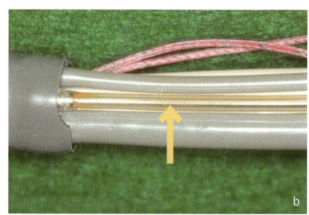

図8　a）歯科用ユニット側のタービンヘッドとのアダプター部分。矢印がユニット給水系の出口である。b）歯科用ユニット側のタービンチューブを切り取ったところ。矢印がタービンへの注水が通る細い管である。

歯科用ユニット給水系は細菌の増殖には理想的である？

① 3〜6mくらいの小径水ライン配管
　・水の容量に対して表面積が大きい
　・低流速および長期間の休止がある
　・配管中での層流（中央のみ高流速・壁面は流れない）
② 同じ水ラインを何年も使用する
③ 一般水道水が第一の細菌供給源となる

図9

POINT 歯科用ユニット給水系に使われる水には少なからず細菌が存在している。病原菌ではないが日和見感染の原因にはなる。

2 歯科用ユニット給水系の院内感染対策について

　給水系への細菌の侵入を防ぐ絶対的な方法はほとんどないと言える。ただし、給水系へ侵入した細菌の増殖や一時的な消毒を図ることは可能である。歯科用ユニット給水系から従属栄養菌を消毒滅菌する方法がいくつか考えられている[7,8]。

①使用前の3～5分間のフラッシング（図10）
②毎日、あるいは定期的にチューブ内に消毒液を注入する（図11～13）
③ユニット内外に水の高性能フィルターを使用
④中性電解水の使用
⑤給水系を完全に独立させる
⑥微量電流を持続的に流す（図14）

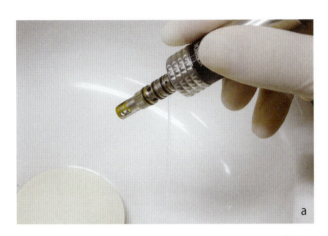
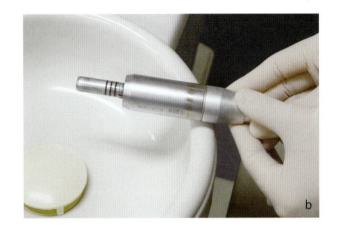
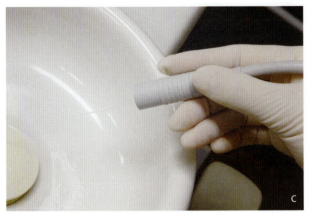

図10　各注水チューブ内のフラッシング
a) タービン用チューブ、b) 電気エンジン用チューブ、c) 超音波スケーラー用チューブ

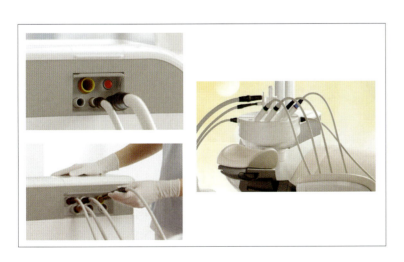

図11　注水用チューブの消毒設備がついている歯科用ユニット
定期的（毎日、1週間ごと、1カ月ごとなど）に注水用チューブ内に消毒液を自動で流すことができる（SIRONAホームページより）。

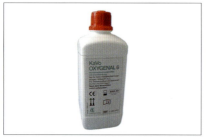

図12 注水用チューブの消毒用に用いる消毒液
1〜3％ H_2O_2 水溶液を用いることが多い。

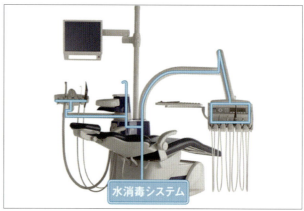

図13 ユニット内の給水系チューブの末端に自動消毒システムを取り付けているユニット
毎日治療終了後、あるいは定期的に給水系チューブ内に消毒液を流すことができる（KaVo Dental System Japan ホームページより）。

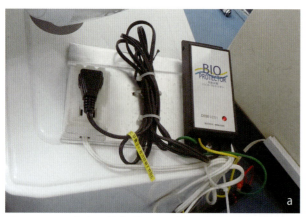

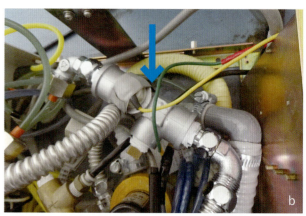

図14 ユニット内の給水系チューブ内に微量電流を持続的に通電する装置
a）器械ボックスに通電装置を取り付けたユニット。b）器械ボックス内の通電コード接合部の写真。矢印のようにユニット内に入る水道管の部分に取り付けて通電することで、この水道管より末端のユニット内給水系の水が消毒可能となる。

> **POINT** 歯科用ユニット給水系への院内感染体対策として、歯科用ユニット給水系から従属栄養菌を消毒滅菌することが求められる。

3 歯科用ユニット上で実施する外科手術などにおける術野への注水時の注意

①歯周外科手術
②抜歯
③歯内外科手術

上記の場合は必ず、滅菌生理食塩液や滅菌蒸留水をディスポーザブルシリンジにて注水する（図15、16）。

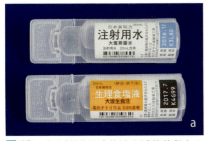
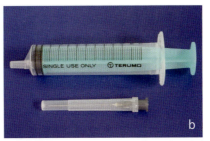

図15 a）滅菌生理食塩液や滅菌蒸留水の少量の使い捨てビニール瓶。b）ディスポーザブル注射筒とニードル

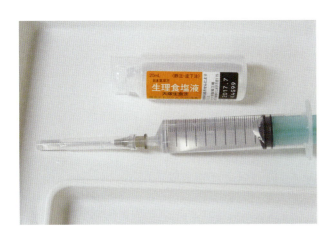

図16 粘膜・歯肉内や歯槽骨に直接アプローチする外科手術の場合の注水は、滅菌生理食塩液を用いることが必要である。

POINT 歯科用ユニット上で実施する外科手術などにおける術野への注水には、必ず滅菌生理食塩液や滅菌蒸留水を用いる。

文献

1) Mills SE : The dental unit waterline controversy -defusing the myths, defining the solutions. J Am Dent Assoc. 131: 1427-41, 2000.
2) 荒木孝二，臼井和弘，毎熊容子，黒崎紀正：デンタルユニット水ラインの細菌汚染について．日歯保存誌．43:16-22, 2000.
3) Walker JT, Bradshaw DJ, Fulford MR, et al. :Microbiological evaluation of a range of disinfectant products to control mixed-species biofilm contamination in a laboratory model of a dental unit water system. Appl Environ Microbiol. 69 :3327-32, 2003.
4) 今里　聡，薮根敏晃，恵比須繁之：デンタルユニット給水系の汚染とその防止―チューブ内面でのバイオフィルム形成とフッ素コートチューブの汚染防止効果―．日歯医師会誌．61: 997-1004, 2008.
5) Brunet P, Berland Y. :Water quality and complications of haemodialysis. Nephrol Dial Transplant. 15: 578-80. 2000.
6) Ryan MP, Adley CC: Sphingomonas paucimobilus: a persistent Gram-negative nosocomial infections organism. J Hosp Infect. 75: 153-7, 2010.
7) Linger JB, Molinari JA, Forbes WC, et al. Evaluation of a hydrogen peroxide disinfectant for dental unit waterlines. J Am Dent Assoc. 132: 1287-91, 2001.
8) Meiller TF, Kelley JI, Zhang M, et al. Efficacy of A-dec's ICX dental unit waterline treatment solution in the prevention and treatment of microbial contamination in dental units. J Clin Dent. 15: 17-21, 2004.
9) Tanahashi T, Tonami K, Araki K, Kurosaki N : Effect of a small electric current on sterilization of dental unit water line. J Med Dent Sci. 53: 111-8, 2006.

5 チェアサイドにおける術者と患者対応

1 手指の消毒および手袋の装着

　唾液には血液が含まれている。したがって、歯科医療で行われる処置のほぼすべてが観血処置である。しかし、歯科医療は救急医療と同様に事前の血液検査を実施することなく処置が施されているのが実情である。それゆえ、常に外科手術時と同様の注意を念頭においた対応をすることが望ましい。スタンダードプレコーションに則った手指消毒の実施および手袋装着時の対応が、術者のみならず介助者である歯科衛生士や歯科助手にも重要である[1]。

　もし、手指消毒にベースン法（一定濃度の消毒薬をベースンに入れて手指を浸す消毒法）を用いたり、消毒後、水道のカランなどに触れたり、使い捨てのペーパータオルではなく、備えつけのタオルなどで手指の乾燥をしているなら、至急改善すべきである（図1～3）。

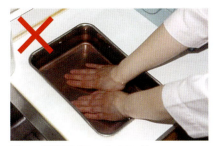
図1　問題の多いベースン法

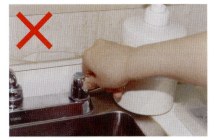
図2　手指消毒後、カランへの接触

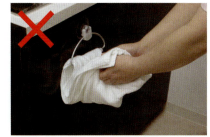
図3　タオルによる手指の乾燥

1）手洗いと手指消毒

　手洗い時、水道のカランは清潔ではないことを認識する必要がある。適切な手指衛生後、これに触れては、再び手指が汚染されてしまうため、自動で水栓が開閉される設備にするべきである[2]（図4）。

　手が目に見えて汚れている場合、もしくは血液やその他の潜在的感染性物質で汚染されている場合には、抗菌あるいは非抗菌石鹸と水による手指衛生を行う[3,4]（図5～13）。手指が目に見えて汚れていない場合や、手袋装着前の手指消毒の最終仕上げにはアルコールを基剤とする擦式製剤を用いる[5,6]（図14、15）。使用方法などは各メーカーの説明書に従う。また、手指消毒用液体製品は、使い捨てもしくは補充時に洗浄乾燥ができる密閉容器に入れて保管する。使いかけのディスペンサーに注ぎ足してはならない。

> **POINT**　手が血液その他で汚染されている場合には、抗菌あるいは非抗菌石鹸と水による手指衛生を行う。手指が目に見えて汚れていない場合には擦式アルコール製剤を用いる。

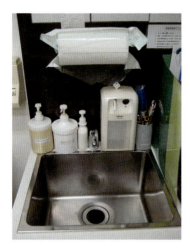

図4 自動水栓、ディスペンサー、滅菌ペーパータオルが設置された手洗いシンク

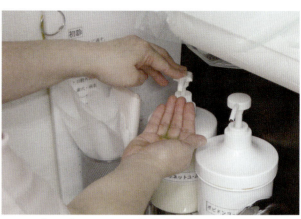

図5 ディスペンサーより手指洗浄剤の取り出し

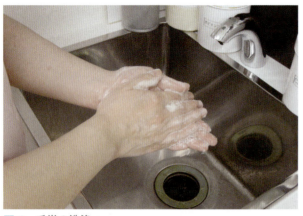

図6 手掌の洗浄

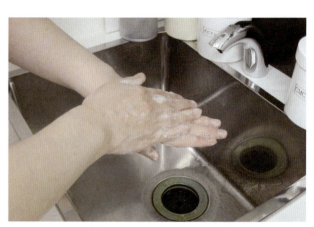

図7 手の甲の洗浄

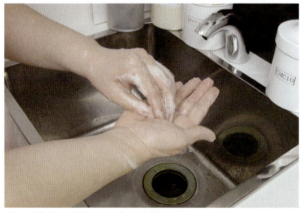

図8 指先の洗浄、入念に実施

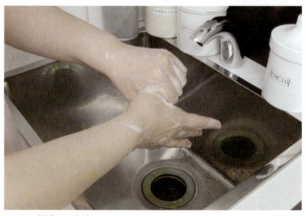

図9 親指の洗浄

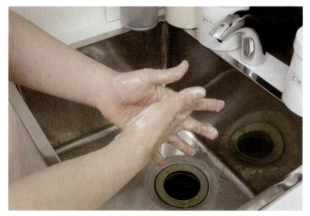

図10 指の間の洗浄

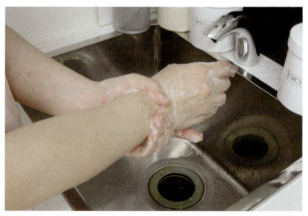

図11 手首の洗浄

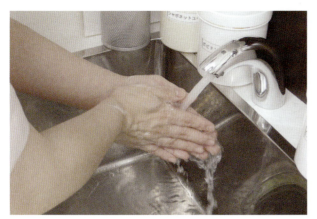
図12 水洗

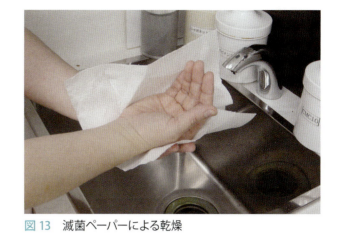
図13 滅菌ペーパーによる乾燥

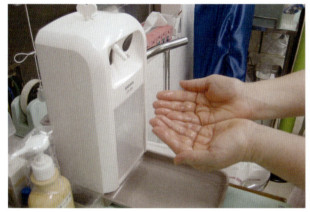
図14 速乾性擦式アルコール製剤による消毒

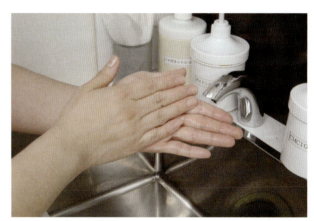
図15 擦式手指消毒

2) 手指の乾燥と手荒れの保護

　手指の乾燥に備えつけのタオルを使用すると、1回目の乾燥時には問題ないが、2回目以降にはタオルに繁殖した微生物を擦り込むことになるので注意したい。なお、筆者は経営面を考慮し、市販のキッチンペーパーを滅菌し、滅菌ペーパータオルとして使用している（図16、17）。

　手指衛生に関連する手荒れは、手指の易感染状態を引き起こす。これを防ぐためにハンドローションを使用し、保湿に配慮することが勧められる。付け爪や指輪などの装飾品は手袋装着のさまたげとなる。

> **POINT** 手指乾燥には滅菌ペーパータオルを用いる。手荒れ防止にはハンドローションの使用が勧められる。

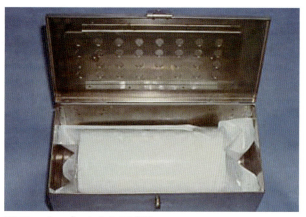

図16　ペーパータオルの滅菌

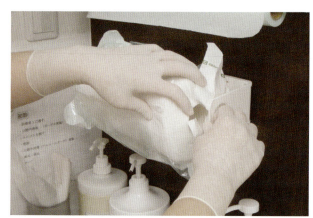

図17　滅菌ペーパータオルの設置

3）処置時の手袋使用

　手袋を患者ごとに交換することは、基本中の基本である（図18、19）。しかし、一人の患者に対する診療中であっても、手袋を装着した手でみだりに周囲に触れたり、その手で診療や介助を継続したりするようなことは改めるべきである[7,8]。触れる可能性のある個所は事前にスワッブ消毒後、ラッピングを施しておく（図20）。

　臨床ではラテックス手袋が多く用いられるが、患者もしくは術者にラテックスアレルギーがある場合、ニトリル手袋で対応する。最近は価格的にも装着感もラテックス手袋と遜色ない。

POINT　手袋は患者ごとに交換する。診療中は未滅菌・未消毒の部位にはみだりに触れない。

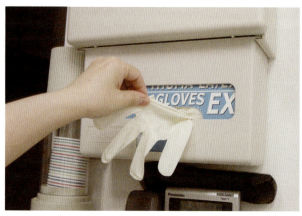

図18　医療用手袋の取り出し

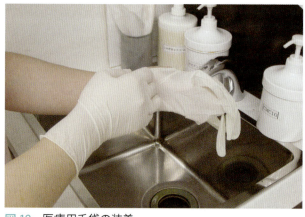

図19　医療用手袋の装着

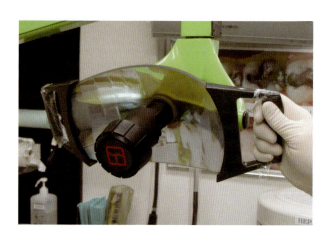

図20　スワッブ消毒後、ラッピングされた箇所への接触

2 マスク・ゴーグル・キャップの装着

1）個人防護用具の選択と装着

マスクにはゴムタイプとヒモタイプがあり、それらにフェイスシールド付や防曇加工付など各種が存在しているので、それぞれの診療室の状況に合わせて選択するとよい。その際の選択基準として、BFE（細菌遮断効率）とAEP（空気交換圧）の2項目をチェックしたい[9]。

マスクの交換頻度の現状については毎日、日に2回、患者ごとに交換などと多様であり、ゴーグル装着かフェイスシールド装着かによっても交換頻度に影響する。

ゴーグル（眼保護具）については、裸眼に装着するタイプ、眼鏡の上に装着するタイプがあるほか、顔面防護用具としてフェイスシールドが存在する。眼粘膜からの感染[10]を防止するためにも装着は必須である。

ゴーグルの交換頻度についても、目視で明らかに汚染が認められたらただちに交換する。最低でも交換は毎日実施し、同じゴーグルを何日も使用してはならない。

防護衣としてのキャップも、エアロゾルを頻繁に発生させる歯科医療においては必需品と言えよう。診療後、すぐに洗髪できる環境は少なく、診療室における塵埃数の関連からも装着すべきである[11]。

POINT 個人防護用具は、感染を防止するためにも必須である。診療室に適したものを選択すること。

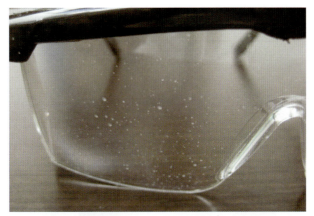

図21　切削器具使用後のゴーグルの状態

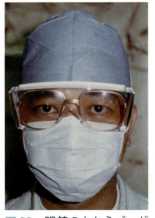

図22　眼鏡の上からゴーグル、マスク、キャップの装着

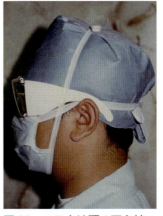

図23　マスクは顎の下を被い隙間をなくす。

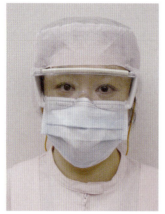

図24　スタッフも術者と同様に防護

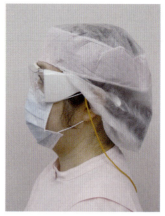

図25　毛髪はすべてキャップ内に入れる。

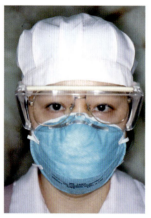

図26　N 95 マスクの装着

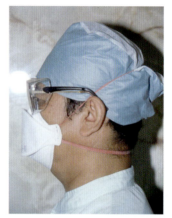

図27　キャップをかぶらなければ N 95 マスクを装着することはできない。

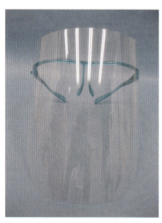

図28　フルフェイスゴーグル

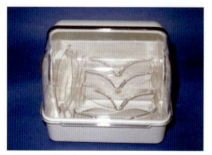

図29　ゴーグルの保管

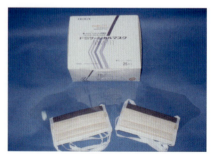

図30　シールド付ヒモマスク

3 診療衣・ガウンなどの取り扱い

　診療衣とガウンは、その役割から性質が異なる。診療衣はいわゆるユニフォームであり、通常シャツの上から身に着ける。目に見える汚れがなくても、毎日の交換が勧められる。しかし、HBVの乾燥状態での感染力[12]や衣服や環境表面に付着した血液からのHBVの交叉感染の可能性を考慮すると[13]、今後、患者ごとに交換が必要になってくるかもしれない。

　ガウンは身体防護衣であり、感染防護衣でもある。したがって感染防止の観点から、ガウンは滅菌されディスポーザブルなものが望ましい。筆者は滅菌済みのガウンをキャリア用と手術用の2種類を準備し、いずれもディスポーザブルである。キャリア用は使用頻度も多いため、安価なガウンを院内で滅菌し、使用している。一方、出血の多い手術時に使用するガウンは、滅菌済みの手術用ガウンである。手術時には滅菌済み手術用手袋を装着するため、その装着には適切な方法を理解しておく必要がある。

> **POINT** ガウンは身体防護および感染防護の観点から、必要に応じて装着する。ディスポーザブルが望ましい。状況に応じて適切なものを選択すること。

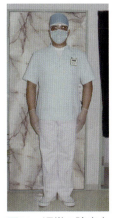

図31　通常の診療衣（術者）

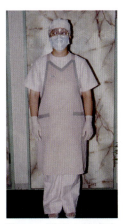

図32　通常の診療衣（スタッフ）

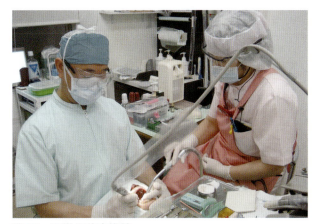

図33　通常の診療態勢

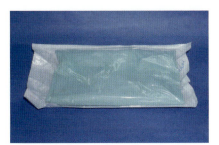

図34　ガウンの滅菌

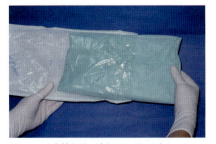

図35　滅菌したガウンの取り出し

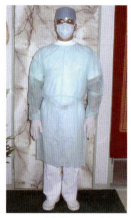

図36　滅菌したガウンの装着(術者)

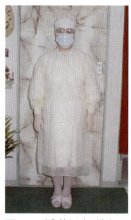

図37　滅菌したガウンの装着(スタッフ)

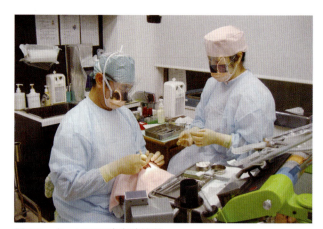

図38　キャリアの診療時態勢

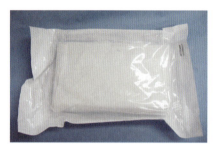

図39　企業滅菌済みガウン

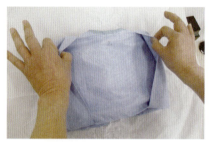

図40　滅菌ガウンを広げる。

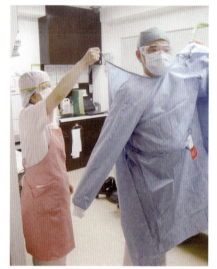

図41　右側のヒモを介助者に持ってもらい右腕を通す。

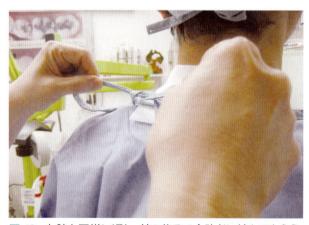

図42　左腕も同様に通し、首の後ろで介助者に結んでもらう。

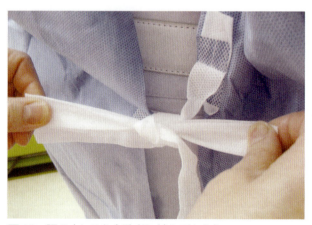

図43　腰の内ヒモを介助者に結んでもらう。

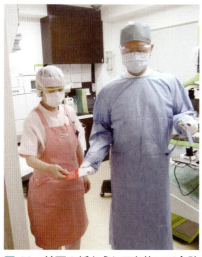

図44　前面の紙からヒモを抜いて介助者に渡す。

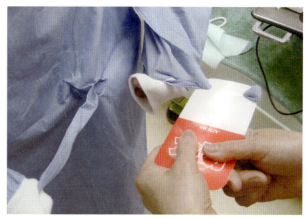

図45　介助者は体の後ろを回って側面で渡してもらう。

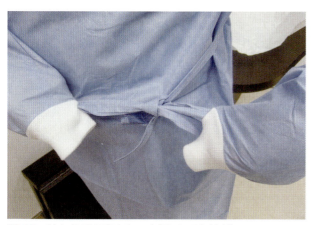

図46　袖から手を出さないようにヒモを結ぶ。

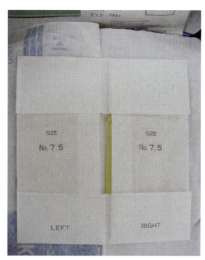

図47　開封直後の滅菌手袋

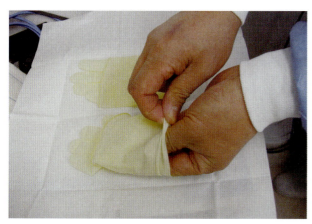

図48　滅菌手袋の内側をつまみ、装着

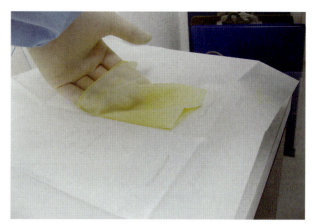

図49　手袋を装着した手で反対側の手袋を装着

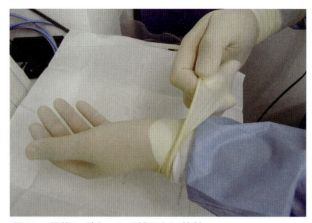

図50 最後にガウンの手首の上に装着

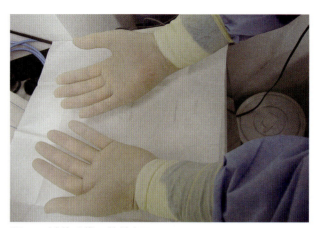

図51 滅菌手袋の装着完了

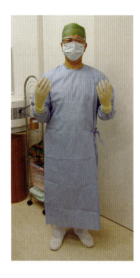

図52 滅菌ガウンに滅菌手袋の装着状態

文献

1) Garner JS: Guideline for isolation Precaution in hospitals. The Hospital Infection Control Practices Advisory Committee. Infect Control Hosp Epidemiol. 17(1): 53-80, 1996.
2) 田口正博：院内感染予防の実際．東京：第一歯科出版, 68-77, 1993.
3) 宮内和夫ほか：各種消毒剤の殺菌効果と生菌数の消長．新薬と臨床．38(7), 84-7, 1989.
4) CDC:Guideline for infection Control in Dental Health-Care Setting-2003. MMWR52: 41(14-6), 2003.
5) 中川千鶴子ほか：速乾性擦式手指消毒剤併用による手指消毒効果の検討．手術部医学．8(1)：67-70, 1987.
6) CDC:Guideline for Hand Hygiene in Health-Care Settings. MMWR 51: 32, 2002.
7) 田口正博：究極の手指消毒法．日歯内療誌．13(1)：79-84, 1992.
8) 田口正博：歯内療法における滅菌と消毒の実際．東京：第一歯科出版, 31-42, 1997.
9) Miller CH, Palenik DJ. Aseptic techniques [Chapter10]. In:Miller CH, Palenik DJ, eds. Infection control and management of hazardous materials for the dental team. 2nd ed. St. Louis, MO: Mosby, 1998.
10) Bond WW. et al: Transmission of type B Clin Microbial. 15: 533-4, 1982.
11) 田口正博：診療室内の浮遊菌および塵埃の測定．日歯内誌．13(2)：96-102, 1992.
12) Bond WW, Favero MS, Petersen NJ, Gravelle CR, Ebert JW, Maynard JE: Survival of hepatitis B virus after drying and storage of one week. The Lancet. 317: 550-1, 1981.
13) Redd JT, Baumbach J, Kohn W, Nainan O, Khristova M, Williams I: Patient-to-patient transmission of hepatitis B virus associated with qral surgery. J Infect Dis. 195(12): 1311-4, 2007.

6 一般歯科治療(保存・補綴・口腔外科)領域における使用器械・器具

1 一般歯科治療における使用器械・器具

　一般歯科治療(保存・補綴・口腔外科)領域における使用器械・器具の院内感染対策は、スタンダードプレコーションの原則に則って実施する。

　器具に付着した細菌、ウイルス、タンパク質には、交叉感染の危険性がある。超音波などによる洗浄は、これら付着物の除去には効果的だが、滅菌はできない[1-6]。一方、蒸気加圧滅菌(オートクレーブ)は滅菌法としては信頼できるが、付着物の除去はできない。そのため、超音波などによる洗浄後にオートクレーブなどによる滅菌を行うことを強く勧める。

　しかし、耐熱性のない器械・器具の場合、オートクレーブは使用できない。歯科治療用器具によってプリオン病が伝播する事実はいまだ示されていないが、器具や症例に応じて単回使用で廃棄することが望ましい。

　ディスポーザブルの器械・器具を除き、基本的には各器械・器具を販売するメーカーが指定する洗浄・滅菌方法を遵守する。また、滅菌機器および工程が定常的に有効性を維持しているか定期的にモニタリングして管理する[7]。

1) 歯科用ユニットから取り外し可能な器械・器具の滅菌

POINT 歯科用ユニットから取り外しできる使用済みの器械・器具、および口腔内に挿入した器械・器具は、すべて患者ごとに取り替える。

対象となる主な器械・器具

高速エアタービンハンドピース、電気エンジンハンドピース、超音波スケーラーホルダー・チップ、エアアブレージョン、バキュームホルダー・チップ、排唾管、バー類、ポイント類、スリーウェイシリンジチップ、歯科治療基本セット(歯科用ミラー、ピンセット、探針、エキスカベーター、トレー)など

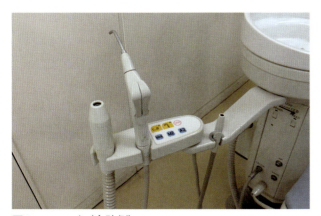

図1　ユニット(介助側)

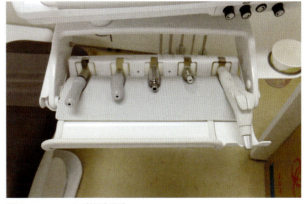

図2　ユニット(術者側)
患者ごとに取り外しできるものは外して交換する。

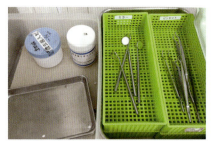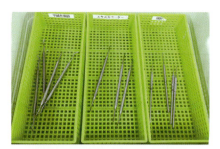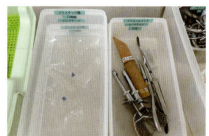
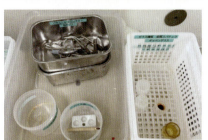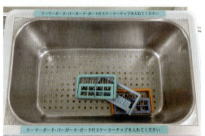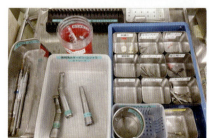

図3　口腔内で使用した器械・器具ごと、あるいは滅菌方法の種類別に仕分けて回収した例

2）耐熱性のある器械・器具の滅菌

POINT 耐熱性のある器械・器具は、原則としてオートクレーブを用いて滅菌する。その際、各器械・器具ごとにメーカーが指定する温度・時間を遵守する。

対象となる主な器械・器具

高速エアタービンハンドピース、電気エンジンハンドピース、超音波スケーラーホルダー・チップ、エアアブレージョン、バキュームホルダー・チップ、排唾管、歯科治療基本セット（歯科用ミラー、ピンセット、探針、エキスカベーター、トレー）、歯周ポケットプローブ、手用スケーラー類、バー・ポイント類、歯内治療用器具（クランプ、クランプフォーセップス、リーマー・ファイル、根管充填用器具）、抜歯用器具類（抜歯鉗子、エレベーター）、局所歯科麻酔用カートリッジ、コンタクトゲージ、口腔内印象採得用既製トレー（全顎用、局所用）、口腔内撮影用ミラー、口角鉤、アングルワイダー、エンドゲージ、プライヤー類、シリコーン製ダッペンディッシュ
（注意：いずれもオートクレーブ不可の器械・器具を除く）

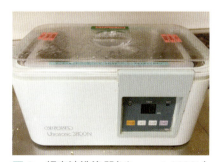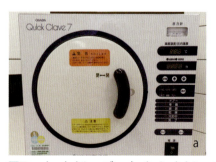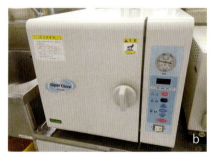

図4　超音波洗浄器（Ultrasonic3800N）
滅菌の前に付着物、汚染物を洗浄して除去する。

図5　オートクレーブ　a）クイッククレーブ、b）スーパークレーブ。
121℃で20〜30分（103kPa）か、134℃で3〜10分（206kPa）かの条件は、器械・器具の耐用温度に応じて選択する。

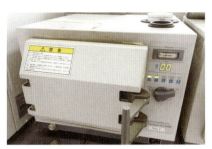

図6 高圧アルコール蒸気滅菌器（ケミクレーブ）

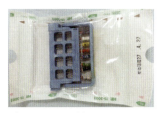
エレベーター

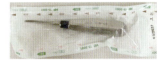
リーマーファイル

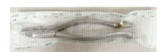
抜歯鉗子

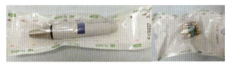
超音波スケーラーとチップ

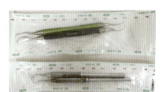
スケーラー

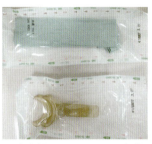

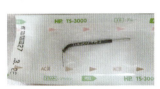
電気メスのチップ

口腔内撮影用ミラーと口角鉤

図7 個別パックして滅菌され保管されている器具の例
滅菌状態が使用直前まで保持される必要がある器具（外科器具および外科時に使用する物など）や、使用頻度が低い器具は個別パックして滅菌すると便利。

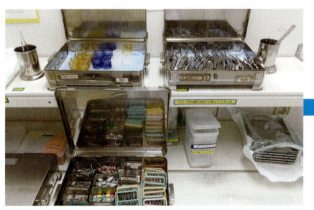
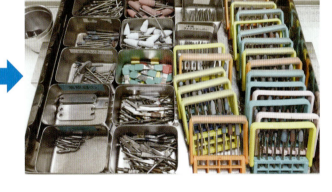

図8 カストにまとめて滅菌され保管されている器具の例
使用頻度が高く、滅菌状態が使用直前まで保持される必要性が低い器具はカストなどでまとめて保管し、清潔な鉗子で取り出して使用すると便利。

3）ディスポーザブル製品の使用

POINT ディスポーザブル製品がある場合は、できるかぎりこれを使用する。

対象となる主な器具

スリーウェイシリンジチップ、バキュームチップ、ラバーシート、ブローチ・クレンザー、口腔内印象採得用ディスポーザブルトレー類、口腔内印象採得用シリンジ、テトラ綿・ロール綿・ガーゼ、根管・術野洗浄用シリンジ、レジン充填用器材類（小スポンジ、ストリップス、ウエッジ）、PMTC用チップ、メス、注射針、縫合針、縫合糸、歯科治療基本セット（歯科用ミラー、ピンセット、探針、エキスカベーター、トレー）

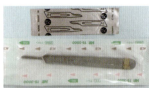
替刃メスとメスホルダー

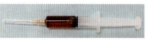
洗浄用シリンジ

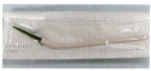
外科用ディスポーザブル吸引チップ

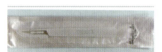
ディスポーザブルメス

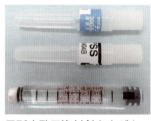
根管洗浄用シリンジ

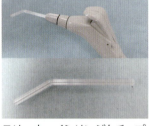
スリーウェイシリンジとチップ

局所麻酔用注射針およびカートリッジ

図9　ディスポーザブル製品の例

4）口腔内に直接触れない器具の消毒

POINT 口腔内に直接触れない器具類は薬液消毒による清拭をする。

対象となる主な器具

歯科用ユニット、ラバーダムパンチ、ニッパー、技工用プライヤー

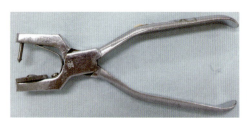
図10　口腔内に直接触れない器具の例
ラバーダムパンチ

5) 耐熱性のない器具の滅菌

POINT オートクレーブを使用できない器具類は、プラズマ滅菌（過酸化水素低温プラズマ滅菌）を行う。設備がない場合は、薬液消毒（グルタール製剤、ホルマリン、次亜塩素酸ナトリウムなど）を行う。なお、グルタール製剤、フタラール、過酢酸をはじめとする高水準消毒薬を使用する際は、ヒトへの毒性も強いため健康障害防止に注意する必要がある[8]。

POINT エチレンオキサイトガスによる滅菌は、滅菌時間が長いこと、患者および医療従事者に潜在的悪影響を及ぼす可能性があるなどの理由により、一般個人の医療施設では実用的ではない。

対象となる主な器具

PMTC用器材（ブラシコーン、ラバーカップ）、ガラス練板、ダッペンガラス、スチールバー、カッター類（オートクレーブ不可の器具）

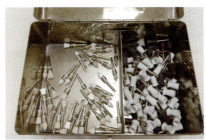
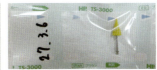
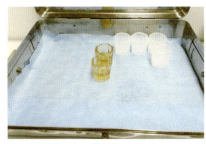

図11　耐熱性のない器具の例
ブラシコーンとラバーカップ

図12　ダッペンガラス

2 医療用廃棄物処理

　日常の歯科治療において、患者に直接的および間接的に使用した器械・器具などの医療廃棄物が生じる。病院、診療所などの医療機関から排出される廃棄物には、紙くずなどの事業系一般廃棄物、血液の付着したガーゼなどの医療用廃棄物やエックス線写真現像廃液などの産業廃棄物がある。これらの廃棄物は、廃棄物処理法に基づき適正に処理されなければならない。特に医療用廃棄物に含まれる感染性廃棄物は、人の健康や生活環境にかかる被害を生じるおそれがあるため、特別管理廃棄物として取扱いに規制が設けられている。また、感染性廃棄物が適正に処理されるように「廃棄物処理法に基づく感染性廃棄物処理マニュアル」が作成されている[9]。

　廃棄物の排出事業者である医療機関には、廃棄物が発生してから最終的に処分されるまでの流れ（図13）をみずからの責任において適正に処理する責務がある。医療機関は産業廃棄物をみずから処理するか、許可を受けた産業廃棄物処理業者に処理を委託しなければならない。また、産業廃棄物処理業者に処理を委託する場合、規定の様式の産業廃棄物管理票（マニフェスト）に必要事項を記入して交付すること、最終処分まで適正に処理されたことを業者から返送されたマニフェストの写しにて確認すること、前年度に交付したマニフェストに関する報告書を都道府県知事に提出すること、交付したマニフェストは5年間の保管などの義務がある。

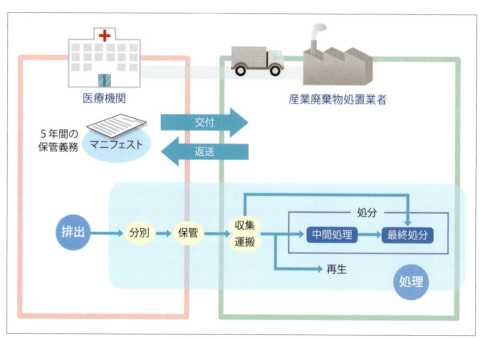

図13　廃棄物の発生から最終処分までの流れ（産業廃棄物処理業者に処理を委託する場合）

1）医療用廃棄物の分類（図14）

POINT 医療用廃棄物は家庭用廃棄物とは分別され、産業廃棄物、事業系一般廃棄物、特別管理廃棄物（感染性廃棄物）の3種類に分けられる。

産業廃棄物

① 燃え殻（焼却灰）
② 汚泥（凝固した血液、検査室などの排水処理施設から発生する汚泥など）
③ 廃油（アルコールやクロロホルムなどの有機溶剤、灯油やガソリンの燃料油、入院患者の給食に使った食用油、ポンプなどの潤滑油ほか）
④ 廃酸（エックス線写真の定着液、ホルマリンほか）
⑤ 廃アルカリ（エックス線写真の現像液、血液検査廃液、凝固していない血液ほか）
⑥ 廃プラスチック（合成樹脂製の器具、エックス線フィルム、ビニルチューブほか）
⑦ ゴムくず（天然ゴムの器具類、ディスポーザブルの手袋など）
⑧ 金属くず（注射針、金属性器械・器具ほか）
⑨ ガラスくず・コンクリートくずおよび陶磁器くず（アンプル、ガラス製器具、石膏など）
⑩ ばいじん

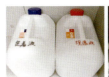

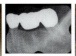

事業系一般廃棄物

- 紙くず類、厨芥、繊維くず（包帯、ガーゼ、脱脂綿、リネン類）、木くず、皮革類、実験動物の死体、これらの一般廃棄物を焼却した燃え殻※
- 図15のSTEP2で定められた排出場所以外で使用した、血液などの付着の程度が少ないガーゼなども含む。
- オートクレーブなどで滅菌処理した感染性廃棄物

※法令で定める産業廃棄物とは「特定の事業活動に伴って排出される廃棄物」であり、この「特定の事業活動」に医療機関などの事業活動は該当しないため、一般廃棄物に区分される。

特別管理廃棄物

感染性廃棄物（図15）	● 爆発性、毒性、感染性があり、他の人の健康または生活環境に被害を生じるおそれがある特別管理廃棄物の一つ ● 性状に応じて3種類に区分して容器に密閉（図16）
感染性廃棄物以外の特別管理産業廃棄物	● 腐油・廃酸（pHで規定）　● 廃アルカリ（pHで規定） ● 特定有害産業廃棄物（廃PCBなど、PCB汚染物、PCB処理物、指定下水汚泥、鉱さい、廃石綿など、燃え殻、ばいじんなど）

図14　医療機関から発生する主な廃棄物

2）感染性廃棄物（図15）

POINT 感染性廃棄物かどうかは、フロー（図15）に従って「形状の観点」「排出場所の観点」および「感染症の種類の観点」から客観的に判断する。

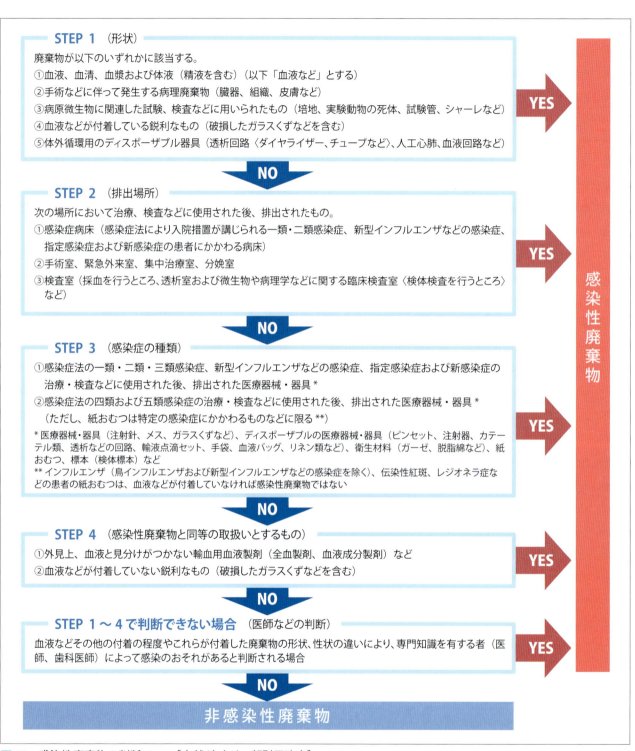

図15 感染性廃棄物の判断フロー［文献9）より一部引用改変］

3）医療用廃棄物の梱包と表示、保管場所（図16）

POINT 密閉でき、収納しやすく、損傷しにくい容器を使用する。関係者が識別できるように全国共通のマークなどを用いて「感染性廃棄物」「非感染性廃棄物」のいずれかを表示する。感染性廃棄物は他の廃棄物と区別して保管し、感染性廃棄物の存在および取扱注意の表示をする。

一般廃棄物との分別

排出後、すぐに分類する

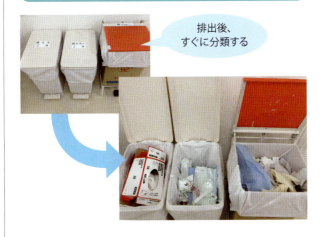

感染性廃棄物の保管場所

他の廃棄物と区別して関係者以外がみだりに立ち入ることができず、取扱注意などの表示をする。

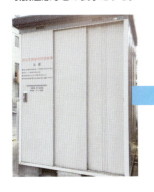
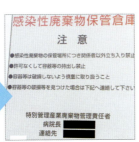

形状による感染性廃棄物の分別

バイオハザードマークの色が異なる

● 黄色：鋭利な物（注射針やメス）→ 耐貫通性の堅牢な容器

 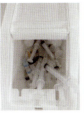 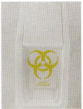

● 橙色：固形状の物（血液などが多量に付着したもの）→ 丈夫な二重のプラスチック袋または堅牢な容器

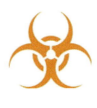 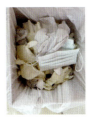 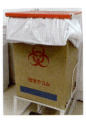

● 赤色：液状または泥状の物（血液など）→ 廃液などが漏洩しない密閉容器

図16　廃棄物の分類・分別・保管

文献

1) Vassey M, Budge C, Poolman T, Jones P, Perrett D, Nayuni N, Bennett P, Groves P, Smith A, Fulford M, Marsh PD, Walker JT, Sutton JM, Raven ND: A quantitative assessment of residual protein levels on dental instruments reprocessed by manial, ultrasonic and automated cleaning methods. Br Dent J. 210(9): E14, 2011.

2) Hogg NJ, Morrison AD: Resterilization of instruments used in a hospital-based oral and maxillofacial surgery clinic. J Can Dent Assoc. 71(3): 179-82, 2005.

3) Letters S, Smith AJ, McHugh S, Bagg J: A study of visual and blood contamination on reprocessed endodontic files from general dental practice. Br Dent J. 199(8): 522-5; discussion 513, 2005.

4) Smith A, Letters S, Lange A, Perrett D, McHugh S, Bagg J: Residual protein levels on reprocessed dental instruments. J Hosp Infect. 61(3): 237-41, 2005.

5) Aasim SA, Mellor AC, Qualtrough AJ: The effect of pre-soaking and time in the ultrasonic cleaner on the cleanliness of sterilized endodontic files. Int Endod J. 39(2): 143-9, 2006.
6) Van Eldik DA, Zilm PS, Rogers AH, Marin PD: Microbiological evaluation of endodontic files after cleaning and steam sterilization procedures. Aust Dent J. 49(3): 122-7, 2004.
7) 医療現場における滅菌保証のガイドライン 2010（2010 年 12 月 1 日）．日本医療機器学会．2010．
8) 厚生労働省労働基準局長基発第 0224008 号．医療機関におけるグルタルアルデヒドによる労働者の健康障害防止について（平成 17 年 2 月 24 日）．2005．
9) 廃棄物処理法に基づく感染性廃棄物処理マニュアル（平成 24 年 5 月）．環境省大臣官房廃棄物・リサイクル対策部．2012．

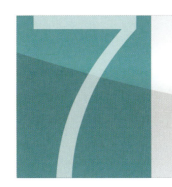

7 技工物

1 はじめに

　歯科治療のなかでも、間接法による歯冠修復治療や欠損補綴治療、あるいはオーラルアプライアンスを用いた矯正治療や顎関節症治療などに際しては、口腔内の印象採得から得られた模型上で各種の技工物が製作されるため、技工物が交叉感染源となる可能性がある。今後、CAD/CAM技術の発展と普及に伴って、印象材や石膏模型が歯科技工の過程から少なくなることが考えられるが、当面、大部分の技工物は従来の方法で製作されるので、歯科医師、歯科技工士をはじめ、歯科医療従事者は技工物に関する感染対策を十分に理解するとともに、日常から注意を払う必要がある。

2 技工物の感染リスク

　表1に、感染対策の対象となる技工物と主な関連器材を示す。これらに関しては、直接、患者の口腔内に接触することによる感染リスクと、間接的に診療や技工操作の過程で生じる感染リスクに分類される。口腔内で使用された感染リスクのある耐熱器材は、洗浄・加熱滅菌するのが望ましい。

　他に、診療室または技工室（院外技工所を含む）で技工物を操作する過程における環境面での感染リスクがある。

　比較的複雑な技工物の場合には、完成されるまでに何度も中間の技工物が口腔内に接触する機会があるので、そのたびに感染対策が必要になる（図1）。

表1　感染対策の対象となる技工物と関連器材

- ●口腔内に直接、接触することによる感染リスク
  - 既製トレー、個人トレー
  - アルジネート印象（寒天との連合印象を含む）、シリコーン印象、バイトレコード
  - ワックス類、レジン類
  - 咬合床、ろう義歯、試適用クラスプ、金属床フレームワークなど
  - 歯冠修復物、有床義歯、矯正用装置、スプリント
  - フェイスボウトランスファーのバイトフォーク、ゴシックアーチ、咬合平面板

- ●間接的に生じる感染リスク
  - 石膏模型、咬合器、シェードガイド

- ●環境面での感染リスク
  - 技工物の切削片・飛沫粉塵、技工関連廃棄物

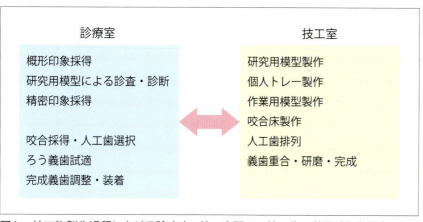

図1 技工物製作過程における診療室・技工室間での技工物の移動（有床義歯の例）

3 技工物に対する感染対策

1）診療室から技工室

（1）印象

　日本歯科医師会会員を対象にしたアンケート調査によると、ほとんどの歯科医療施設で、アルジネート印象採得後に流水下での水洗いを実施していることが明らかにされているが、この流水下での水洗いだけでは交叉感染防止は不十分である。
　アルジネート印象材はラバー系印象材よりも口腔内微生物が付着しやすく[1]、短い水洗時間ではかえって汚染範囲を拡げてしまう。アルジネート印象材で120秒以上、シリコーン印象材で30秒以上水洗することが推奨されている[2]。

> **POINT** 印象体の水洗はアルジネート印象材で120秒以上、シリコーン印象材で30秒以上が望ましい。

　アルジネート印象に付着した微生物は、印象から作られる石膏模型にも容易に伝播する[3,4]ので、印象に石膏を注入する前に消毒することが勧められる。印象体の消毒に用いられる消毒薬を表2に示す。
　0.1～1.0％次亜塩素酸ナトリウム溶液に15～30分間浸漬（図2）する方法や、2～3.5％グルタラール（グルタルアルデヒド）溶液に30～60分間浸漬する方法がよく用いられている。ただし、グルタラールは作業者に対して毒性があるので注意が必要である。

表2　印象体の消毒に使用される主な消毒薬

消毒薬	製品名
グルタラール（グルタルアルデヒド）	ステリハイド サイデックスプラス ハイゴジェットシステム（薬液：MD520）
フタラール（オルトフタルアルデヒド）	ディスオーパ
次亜塩素酸ナトリウム	インプロステリンプラス、ピューラックス
ポビドンヨード	イソジン

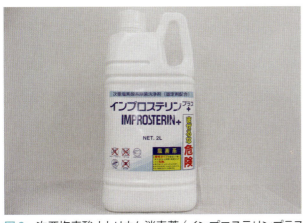
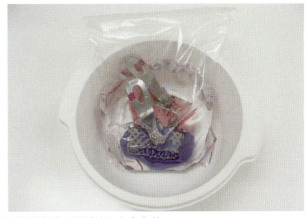

図2 次亜塩素酸ナトリウム消毒薬（インプロステリンプラス）と20倍希釈液に浸漬された印象体

（2）技工物

　義歯患者での咬合採得後の咬合床や試適後のフレームワークなどは、一度患者の口腔内に装着したならば、そのまま石膏模型に戻すことはせず、印象体と同様に水洗、消毒を行う（図3）。

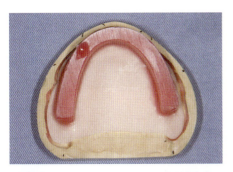
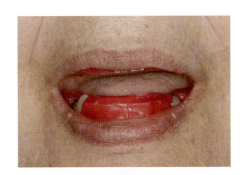
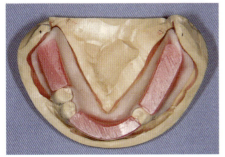
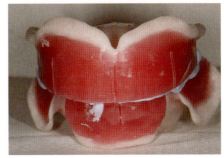

図3　模型上の咬合床（左上下）、口腔内試適（右上）、取り出された咬合床（右下）
一度口腔内に試適した技工物は、水洗後、消毒薬に浸漬してから模型に戻す。

POINT 口腔内に試適した技工物は模型に戻さず、印象体と同様に水洗、消毒を行う。

2）技工室から診療室

（1）模型

　消毒された印象から得られた石膏模型は、非感染性として扱うことができるが、印象の消毒が確認されない場合は、感染性があるものとして消毒を行うことが望ましい。石膏模型の消毒については、電気オーブンなどで加熱消毒（120℃、10分）する方法がある[5]（図4）。

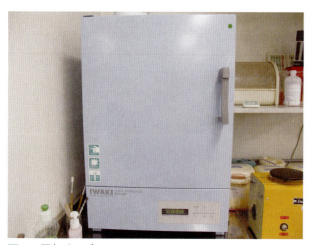

図4 電気オーブン
石膏模型を120℃、10分で加熱消毒する。

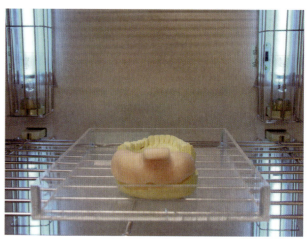

図5 紫外線による技工物の消毒
陰になる部分は消毒されないので注意する。

（2）技工物

　完成した技工物を診療室に戻す際には、逆性石鹸による洗浄、次亜塩素酸系消毒薬への浸漬、エタノールによる清拭・噴霧、紫外線照射（図5）などの方法がある[2]。ただし、レジン床義歯にエタノールを使用するとクラックが入ることがあるので使用すべきではない。消毒された技工物は、汚染防止のためにポリエチレン袋にて密閉包装するとよい。

3）診療室・技工室における環境面での感染対策

　診療室において患者の口腔内に装着された技工物を切削する際には、口腔外バキューム装置を使用することにより飛沫粉塵からの感染を予防することが推奨される（図6）。技工室内でも模型などを切削する場合には吸引装置を使用することとする（図7）。

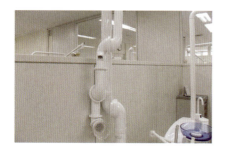
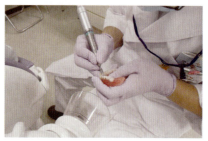

図6 口腔外バキューム装置と義歯の切削
口腔内に装着された技工物の切削を行う際には、口腔外バキューム装置の使用下で行うことが推奨される。

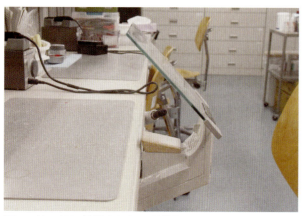

図7 技工机に装備された吸引装置

4) 診療室と技工室間の連絡

　歯科医師と歯科技工士との間で技工物の消毒に関する情報交換はあまりなされておらず、技工室では歯科医師から受け取った印象や模型が消毒されていることを前提に技工作業を進めることがあり、交叉感染の可能性がある[6]。消毒の有無や消毒開始時間など示すラベルを貼付することは有効な手段である（図8）。

　技工室から届けられる技工物は、しばしば汚染されているので、ルーチンの消毒が必要であり、保管方法にも注意しなければならない[7]。歯科医師と歯科技工士の相互で、消毒に関する情報交換を行うことが勧められる。

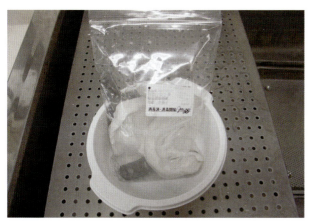 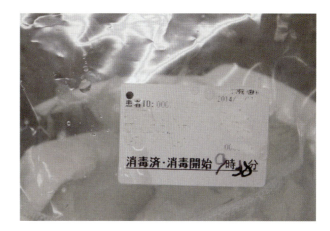

図8　印象体の消毒開始時間を記載したラベル

POINT 歯科医師と歯科技工士の間で技工物の感染対策に関する情報を文書で交換することが重要である。

文献

1) Al-Jabrah O, Al-Shumailan Y, Al-Rashdan M: Antimicrobial effect of 4 disinfectants on alginate, polyether, and polyvinyl siloxane impression materials. Int J Prosthodont. 20 : 299-307, 2007.
2) 日本補綴歯科学会編：補綴歯科治療過程における感染対策指針. 2007.
3) Sofou A, Larsen T, Öwall B, Fiehn NE: In vitro study of transmission of bacteria from contaminated metal models to stone models via impressions. Clin Oral Investig. 6; 166-70, 2002.
4) Haralur SB, Al-Dowah OS, Gana NS, Al-Hytham A: Effect of alginate chemical disinfection on bacterial count over gypsum cast. J Adv Prosthodont. 4: 4-88, 2012.
5) 国立大学附属病院感染対策協議会歯科医療部会編：歯科における院内感染対策ガイドライン. 2008.
6) Almortadi N, Chadwick RG: Disinfection of dental impressions - compliance to accepted standards. Br Dent J. 209: 607-11, 2010.
7) Williams DW, Chamary N, Lewis MAO, Milward PJ, McAndrew R: Microbial contamination of removable prosthodontic appliances from laboratories and impact of clinical storage. Br Dent J. 211: 163-6, 2011.

8 画像診断

1 画像診断における感染対策

　画像検査、特に歯科診療で頻繁に施行される口内法撮影、パノラマエックス線撮影、歯科用コーンビーム撮影などのエックス線検査時には、①血液、②血液の混入いかんにかかわらず、あらゆる体液、排泄物、分泌物（汗を除く）、③傷のある皮膚、④粘膜との接触の機会がある。そこで、他の診療領域と変わることなくスタンダードプレコーション（標準的予防措置）が原則である[1]。

1）エックス線検査前の対策

①他の診療行為と同様に術者はマスクの装着と手袋を着用する。体液などの飛散が予想される場合には、治療用のゴーグルやディスポーザブルのガウンなどを装用する。
②口内法撮影（デンタルエックス線撮影）では、術者が触れる装置および周辺機器にラップフィルムなどでカバーをする（図1～3）。
③デンタルエックス線撮影用のフィルムやイメージングプレート（IP）は、汚染防止用カバーをフィルムパケットや保護袋の上にさらに付けて使用する（図4）[2-4]。
④CCDなど固体半導体方式のセンサーは、コードを含む範囲を覆うディスポーザブルのカバーを使用する。
⑤デンタルエックス線撮影では、汚染の拡大を防ぐ点で撮影補助具を使用することが望ましい（図5、6）。

> **POINT** デンタルエックス線撮影では、汚染防止用カバーをフィルムパケットや保護袋の上にさらに付ける。

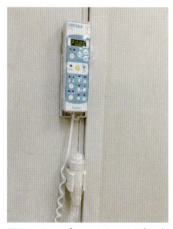
図1　ラップフィルムでカバーされたコントロールパネルと照射スイッチ

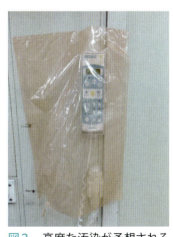
図2　高度な汚染が予想される場合にはラップフィルムの上にさらにビニール袋でカバーする。

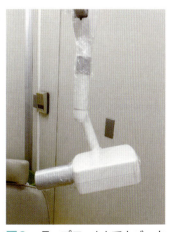
図3　ラップフィルムでカバーされたエックス線管ヘッドとアーム

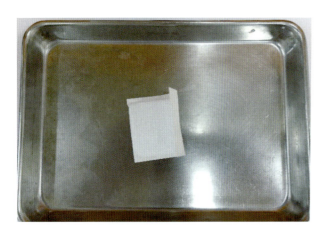

図4　保護袋の上にさらに汚染防止用カバーを付けたIP

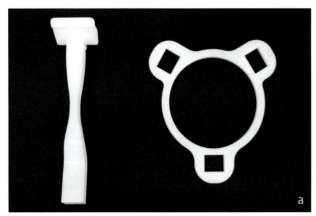

図5　撮影補助具の一例
a) 本体部（左）と方向指示ガイド（右）（フラット）。b) 本体部（左）と方向指示ガイド（右）を取り付けた状態。この器具は取り付けの状態によりすべての部位に対応できる（フラット）。

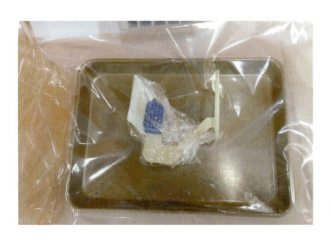

図6　撮影補助具（阪神技術研究所）をラップフィルムでカバーした状態

2）エックス線検査時の対策

①医療安全上の配慮を踏まえ、撮影装置や関連の器具類が必要以上に患者と接しないように撮影を行う。
②術者に対しても患者に対しても感染の伝播とは直接関連性のないパノラマエックス線撮影装置のエックス線管やセンサー部分なども、微生物汚染の供給源となる可能性があるので、接触には十分な配慮が必要である。

POINT 患者だけでなく術者も撮影装置に必要以上に接しないことを配慮する。

3）エックス線検査後の対策

①デンタルエックス線撮影では術者と補助者の2名で撮影後の処理を行う（図7〜13）。
②撮影装置やデジタル撮影用のCRカセッテなどは、患者ごとに歯科用ユニットの消毒法に則り清拭を行う。

※血液で汚染されている装置や器械・器具を消毒する際は、次亜塩素酸ナトリウム10倍希釈液（5,000ppm）を用いると、30秒以内に各種被験ウイルスが不活性化されるのに有効とされる[5]。

POINT デンタルエックス線撮影後は複数名でフィルムの処理や画像処理を行うことが望ましい。

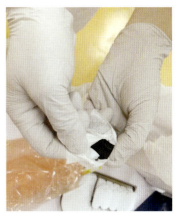
図7　撮影後、術者が汚染防止用カバーを外す。

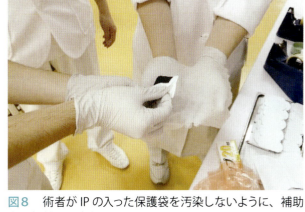
図8　術者がIPの入った保護袋を汚染しないように、補助者の把持した消毒用エタノールをつけた紙布に落とす。

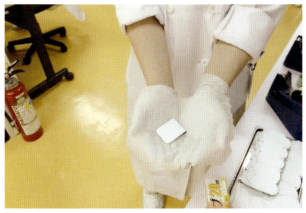
図9　消毒用エタノールをつけた紙布上でのIP

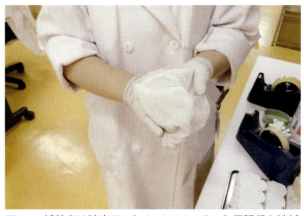
図10　補助者は消毒用エタノールでIPの入った保護袋を清拭

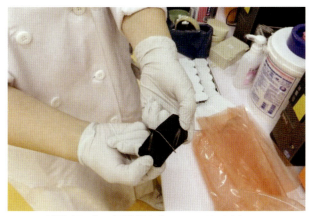
図11　補助者による保護袋からのIPの取り出し

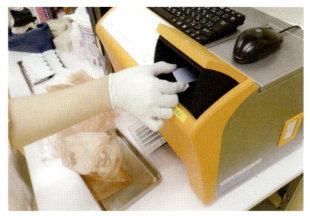
図12　補助者による読み取り装置へのIPの挿入

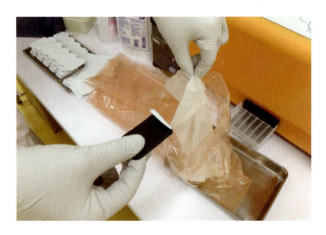

図13　使用したディスポーザブルの器材などは専用のプラスチック袋などに入れ、感染性廃棄物として処理

文献

1) CDC：Guideline for Infection Control in Dental Health-Care Settings-2003．MMWR52：41(14-6), 2003.
2) Bajuscak R, Hall E, Giambaresi L, Weaver T: Bacterial contamination of dental radiographic film. Oral Surg Oral Med Oral Patho. 76：661-3, 1993.
3) Infection control recommendations for the dental office and the dental laboratory. ADA Council on Scientific Affairs and ADA Council on Dental Practice. J Am Dent Assoc. 127：672-80, 1996.
4) MacDonald D, Waterfield J: Infection Control in Digital Intraoral Radiography:Evaluation of Microbiological Contamination of Photostimulable Phosphor Plates in Barrier Envelopes. J Can Dent Assoc. 77：b93, 2011.
5) Weber DJ, Barbee SL, Sobsey MD, Rutala WA: The effect of blood on the antiviral activity of sodium hypochlorite, a phenolic, and aquatermary ammonium compound. Infec Control Hosp Epidemiol. 20：821-7, 1999.

9 消毒薬の選定

1 消毒薬の基本

1) 消毒薬に影響を与える因子

消毒（disinfection）は芽胞細菌を除くすべての病原性微生物を除去する。滅菌（sterilization）はすべての病原性微生物を除去する。器具表面に残った無機物・有機物は消毒・滅菌効果を減弱するために、消毒・滅菌前に洗浄（cleaning）が必要である。有機物の存在以外に消毒薬の効果に影響する主な因子は、洗浄、消毒薬濃度、作用時間、温度、pHである[1]（表1）。使用する薬剤の取扱説明書に従って適切に使用することが消毒効果を高める（表2）。

生体に用いる消毒薬では、高濃度の薬液と生体が接触すると皮膚、粘膜の腐食などの副作用が増加する。副作用を減らす面からも適切な濃度を遵守することが大事である。

POINT 適切な洗浄後に滅菌・消毒を行う。
消毒薬は濃度・温度・作用時間を守る。

表1 消毒薬に影響する主な因子

1. 洗浄
   無機物・有機物の存在は消毒薬の作用を減弱する。
2. 消毒薬濃度
   濃度と効果は比例する。希釈して用いる薬剤では濃度を遵守する。
3. 作用時間
   瞬間では効果がない。作用時間を遵守する。
4. 温度
   温度が高いほど殺菌力は強くなる。
5. pH
   薬剤により効果的なpHがある。
   酸性で殺菌力が強く、アルカリ性で弱くなる薬剤：
     過酢酸、次亜塩素酸、ヨード系
   アルカリ性で殺菌力が強くなる薬剤：
     グルタラール、第四級アンモニウム塩
   アルカリ性で殺菌力が弱くなる薬剤：
     フタラール、クロルヘキシジン

表2 0.1% 次亜塩素酸ナトリウム作成時の希釈方法

原液濃度	希釈倍数	原液	水
1%濃度 ミルトン、ミルクポンなど	10倍	33mL	1L
6%濃度 ピューラックス、次亜塩素6% 「吉田」など	60倍	16.6mL	1L
12%濃度バイヤラックスなど	120倍	8.3mL	1L

2）スポルディング分類

1968 年にスポルディングは、医療機器、患者用具に関わる感染リスクの程度によりクリティカル、セミクリティカルおよびノンクリティカルの3つのカテゴリーに分類した[2]。

原則的に、耐熱性のある歯科器械・器具においては、ハンドピースを含め洗浄後、オートクレーブ滅菌、耐熱性のない器械・器具では高水準消毒を行う[3]。CDCは歯科におけるノンクリティカル表面を臨床にかかわる接触面とハウスキーピング表面に分けている（表3）。臨床にかかわる高度接触面は 0.1% 次亜塩素酸またはウイルスに対して有効性のある低水準消毒薬で患者ごとに消毒する。ハウスキーピング表面や床などが血液により汚れた場合はすみやかに除去し、0.1% 次亜塩素酸で表面消毒を行う[4]。

> **POINT** 耐熱性のある歯科器械・器具においては、患者ごとにハンドピースを含め洗浄後オートクレーブ滅菌が原則である。耐熱性のない器械・器具およびセミクリティカルに分類される器械・器具を消毒するときは高水準消毒を行う。

クリティカルの対象となる主な器具

ハンドピース、抜歯鉗子、メスなどの外科用器具、リーマー、ファイル、バー、スケーラーなど直接患部に接する器具

セミクリティカルの対象となる主な器具

スリーウェイシリンジ、バキュームチップ、ミラー、印象用トレー、排唾管、レントゲンホルダーなど

チェア周囲の高度接触部位の消毒

0.1% 次亜塩素酸またはウイルスに対して有効性のある低水準消毒薬で患者ごとに消毒する。

表3　スポルディング分類

リスク分類	対象	例	処理方法
クリティカル	口腔軟部組織、骨を貫通する器具	ハンドピース 抜歯鉗子 メス、リーマ、ファイルバー、スケーラーなど	滅菌 ハンドピース内は患者由来物質で汚染されているのでクリティカルの分類（熱滅菌必要）
セミクリティカル	口腔内組織と接触	スリーウェイシリンジ バキュームチップ ミラー、印象用トレー、レントゲンホルダーなど	高水準消毒
ノンクリティカル	医療機器表面（高度接触部位）	歯科用ユニット周囲 ライトハンドル 歯科用エックス線装置など	中または低水準消毒 0.1% 次亜塩素酸による清拭清掃
ノンクリティカル	ハウスキーピング	床、ドアノブ	定期清掃、汚染時清掃

※ガラスビーズ滅菌は、滅菌不良の可能性が高いため、FDA（米国食品医薬品局）は医療としての使用は禁止している。

3) 消毒薬の抗菌スペクトラム

　消毒薬は、すべての微生物を殺滅する高水準消毒薬と、芽胞細菌を除く微生物に効果がある中水準消毒薬と、結核菌、ウイルスを除いて効果がある低水準消毒薬に分類され、医療器具、物品などのみに使用する薬物と、手指、人体に使用できる消毒薬に分類される[5]（表4、5）。

POINT ウイルスに対して効果が認められるのは高水準消毒薬、中水準消毒薬である。

表4　消毒薬の適応対象

対象	薬剤	分類
器械・器具のみに使用	グルタラール（ステリハイド、サイデックスプラス） フタラール（ディスオーパ） 過酢酸（アセサイド6％溶液、アセサイドMA6％消毒液）	高水準
生体のみに使用	ポビドンヨード（イソジンなど）	中水準
生体、医療環境に使用	次亜塩素酸ナトリウム（手指：0.01〜0.05％、環境：0.1％）	中水準
主に生体に使用	クロルヘキシジン（ヒビテンなど） ベンザルニコウム塩化物（オスバン、ヂアミトールなど）	低水準
主に医療器械・器具に使用	ベンゼトニウム塩化物（ハイアミンなど） アルキルジアミノエチル（テゴー51など）	低水準

表5　消毒薬の抗菌スペクトラム

区分	消毒薬	芽胞細菌	結核菌	エンベロープあり ウイルス 肝炎ウイルスなど	エンベロープなし ウイルス ロタウイルスなど	糸状真菌	一般細菌
高水準 器械・器具のみ	グルタラール フタラール 過酢酸	○	○	○	○	○	○
中水準 生体・環境	次亜塩素酸	○	○	○	○	○	○
	ポビドンヨード （生体のみ）	×	○	○	○	○	○
	エタノール イソプロパノール	×	○	△	×	○	○
低水準 生体・器械・器具	ベンザルコニウム塩化物	×	×	×	×	○	○
	クロルヘキシジングルコン酸塩	×	×	×	×	○	○
主に器械・器具	ベンゼトニウム塩化物	×	×	×	×	○	○
	アルキノジアミノエチルグリシン	×	○	×	×	○	○

2 器械・器具の消毒、環境表面の消毒、生体に使用する消毒薬

1）器械・器具の消毒

　高水準薬にはアルデヒド系消毒剤のグルタラールおよびフタラール、酸化剤系消毒薬の過酢酸があり、主に内視鏡の消毒および非耐熱性の歯科用器具に用いられている。いずれも細菌、芽胞細菌、結核菌、真菌、ウイルスに対して効果がある。芽胞細菌に対しては過酢酸＞グルタラール＞フタラールである。浸漬時間はグルタラールが長く、体液が付着した器具では1時間以上浸漬する。フタラールおよび過酢酸は浸漬時間が短い[6]。

　高水準薬は、強いタンパク質変性作用をもつため皮膚刺激および蒸気吸引による健康被害も認められているので、ゴム手袋、防毒マスク、ゴーグル、防水エプロンを用いる。

　蒸気が拡散しない容器を用い換気を十分に行う[6]（表6）。

表6　高水準消毒薬

薬品名	グルタラール（サイデックス他）	フタラール（ディスオアーパ）	過酢酸（アセサイド6％）
作用時間	長い（30分以上）	短い（5分）	短い（5分）
使用濃度	2%、2.25%、3%、3.5%	0.307%	0.3%
用途	内視鏡消毒、ウイルス汚染の歯科用器具、補助的器具	内視鏡消毒、ウイルス汚染の歯科用器具、補助的器具	内視鏡消毒、ウイルス汚染の歯科用器具、補助的器具
刺激臭	ある	少ない	強い
金属腐食性	少ない	少ない	10分以上の浸漬で認める
気化時の比重	空気より重い	空気より重い	空気より重い
器具への着色	なし	あり	なし
皮膚への着色	なし	あり	なし

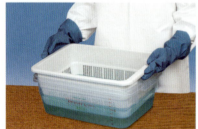
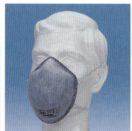
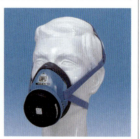

（文献6　満田年宏：医療施設における消毒と滅菌のためのCDCガイドライン2008より改変。写真は丸石製薬提供）

（1）グルタラール

　グルタラールはアルデヒド基が細菌タンパク質合成阻害、DNAを阻害して消毒効果を示すが、安定である弱酸性（pH3.8）では消毒力が弱いために、使用時に緩衝化剤を添加しアルカリ性（pH8.0）として使用する。

　歯科用器具においては2w/v％濃度で体液が付着していない器具で30分以上浸漬して消毒する。器具に付着した残留消毒薬で粘膜炎などが認められるため、消毒後は十分な水でグルタラールを洗い流した後に使用する。細胞毒性が強いため、生体および環境表面の消毒には使用しない[7]。

（2）フタラール

　フタラールはグルタラールと同様にアルデヒド基が細菌タンパク質合成阻害、DNAを阻害して消毒効果を示す。グルタラールと異なり緩衝化剤が不要で、アルデヒドガスの発生もグルタラール製剤の1/20である。

　歯科用器具においては0.55 w/v%濃度で5分以上浸漬して消毒する。芽胞細菌には短時間では効果が認められない。器具に付着した残留消毒薬でアナフィラキシーショックおよび口腔内着色や粘膜損傷が認められたため、消毒後は十分な水でフタラールを洗い流した後に使用する。細胞毒性が強いため、生体および環境表面消毒には使用しない。

（3）過酢酸

　ヒドロキシラジカルの生成による細胞タンパクの変性、代謝酵素の不活性化細胞膜の破壊、核酸の破壊などが作用機序である。

　グルタラール、フタラールに比べ優れた消毒効果を示し、芽胞細菌においても5～10分で効果を認める。0.3w/v%濃度で5分、芽胞細菌に対しては10分間浸漬し、15秒以上流水下で洗い流した後に使用する。過酢酸のアレルギー、感作の報告はこれまでない。劣化のおそれがあるため、ゴム製品には使用できない。10分以上の浸漬は金属の腐食のおそれがあり、ステンレス以外の金属（鉄、銅、真ちゅう、亜鉛鋼板、炭素鋼材など）には使用しない。

　アセサイド6％消毒液は約1週間程度使用できるが、水や有機物の混入により過酢酸濃度が低下し効果が認められない懸念があるのでインジケーターを用いて実用下限濃度である0.2 w/v%濃度以上あることを確認し、使用する[6]。アセサイド6％消毒液（サラヤ）およびアセサイドMA6％消毒液（ジーシー）が発売されている。

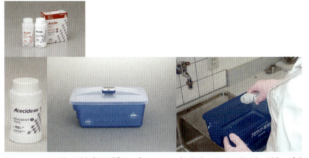

図1　アセサイド専用槽に水1.35Lを入れて、アセサイド二剤（緩衝剤、安定化剤）を入れる。

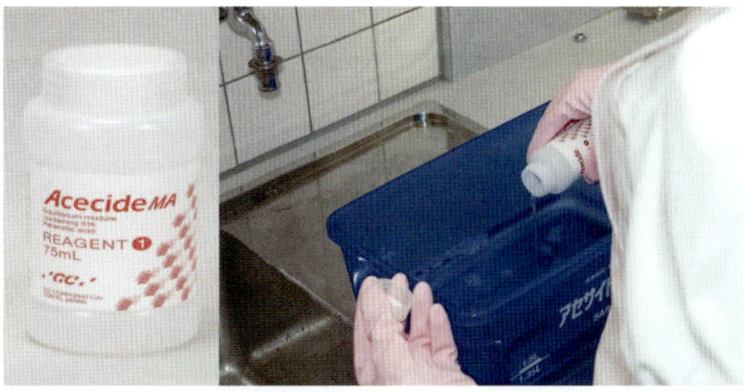

図2　第一剤（過酢酸6％含有）を入れて攪拌し、蓋をする。ゴーグル、ゴム手袋、マスクなどの保護具を着用する。アセサイドは酢酸臭が強い。

使用法：器具の洗浄

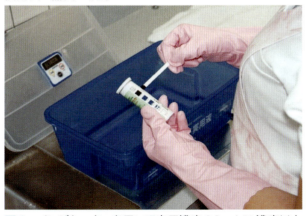
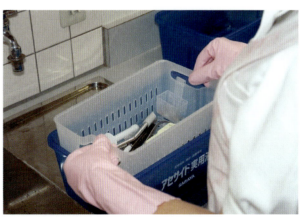

図3　インジケーターを用いて実用濃度0.2 w/v%濃度以上を確認する。器具浸漬前に毎回行う。1週間をめどに使用できるが、0.2 w/v%濃度以下の際は廃液する。

図4　洗浄後の器具を浸漬させる。使用できない器具はステンレス以外の金属製品、シリコーンゴムを除くゴム製品。

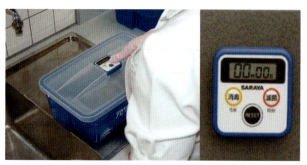

図5 タイマーをセットし、消毒の際は5分間浸漬する。化学的滅菌は10分のタイマーを設定する。浸漬時間終了後、アラームが鳴り、その後、滅菌水などを使用し15秒以上流水下ですすぎ、乾燥させる。

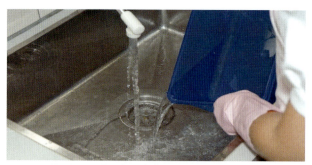

図6 1週間をめどに実用濃度0.2 w/v%なら繰り返し使用できるが、0.2 w/v%濃度以下の際は多量の水で希釈しながら廃液する（図1〜6：写真提供 ジーシー）。

> **POINT** 耐熱性のない器械・器具およびセミクリティカルに分類される器械・器具を消毒するときは高水準消毒を行う。過酢酸は、アルデヒド系の薬剤に比べ、毒性も弱く短時間の消毒、化学的滅菌が行うことができる。消毒・化学的滅菌の品質を維持するためには、水洗時の汚染を防ぐことと、器械・器具の保管方法が重要である。
> アセサイドは使用前に0.2 w/v%濃度以上であることを確認する。

高水準消毒薬の対象

器械・器具の消毒のみに使用し、環境表面、生体には使用しない。

職業曝露の予防

感染性物質および消毒液の付着、吸入を避けるために、個人保護具（ゴーグル、マスク、ゴム手袋、ガウンなど）で皮膚粘膜面を覆い使用する。

2）環境表面の消毒

　医療施設における消毒と滅菌のためのCDCガイドラインでは、歯科医療における環境表面の管理としてむき出しの治療室内の表面（たとえば作業台、スイッチ、ライトのハンドルなど）のようなノンクリティカルな臨床的接触表面はカバーで保護するか、患者ごとに、中水準消毒薬（すなわち結核菌殺菌効果のラベル表示がある米国環境保護庁承認の病院消毒薬）または低水準消毒薬（すなわちHIV、HBVに対する有効性のある米国環境保護庁承認の病院消毒薬）で消毒することをカテゴリーIB（導入を強く推奨し、一定の実験的、臨床的または疫学的研究、強力な理論的根拠により指示）で勧告している[3]（表7）。

　環境表面の消毒には中水準消毒薬の次亜塩素酸ナトリウム0.1%および0.1%次亜塩素酸ナトリウムと同等の塩素濃度で、金属腐食の少ないペルオキソ一硫酸水素カリウム（ルビスタ、キョーリン製薬）が推奨される。そのほかに、環境表面に使用する消毒薬として消毒用エタノール（中水準）、イソプロパノール（中水準）、第四級アンモニウム塩のベンザルコニウム塩化物（オスバン、ヂアミトール：低水準）、ベンゼトニウム塩化物（ハイアミン：低水準）がある。エタノールを含浸したアルコールタオル（ショードックなど）、エタノールと第四級アンモニウム塩を配合した環境用製剤（デュールFD366など）が各種販売されている（表8）。

表7　環境表面の消毒（CDC勧告）

> 中水準消毒薬：次亜塩素酸ナトリウム
>
> - 感染性物質（血液・唾液）により汚染された環境表面は患者ごとの消毒が必要
> - 環境表面の消毒はウイルスに有効性を認める薬剤で清拭する

表8　環境表面に用いる消毒薬など

種類	一般名		ウイルスに対する効果	
塩素系				
次亜塩素酸	次亜塩素酸ナトリウム	◎	十分な効果が得られる	中水準消毒薬
ペルオキソ一硫酸水素カリウム	医薬品外	◎	十分な効果が得られる	—
アルコール系				
エタノール	消毒用エタノール（76.9-81.4%）	△	十分な効果が得られないことがある	中水準消毒薬
イソプロパノール	イソプロパノール（70%）	△	十分な効果が得られないことがある	中水準消毒薬

エタノールを含浸したアルコールタオル、エタノールと第四級アンモニウム塩を配合した各種製品が環境整備に使用される。

表9　0.1%次亜塩素酸浸漬ガーゼによる環境表面の清掃
0.1%次亜塩素酸浸漬ガーゼを毎日、または隔日に作成するウェットティッシュと同様に作成したガーゼで、患者ごとにユニット高度接触部位を清拭し、ガーゼを廃棄する。

原液濃度	希釈倍数	原液	水
1%濃度：ミルトン	10倍	33mL	1L
6%濃度：ピューラックス	60倍	16.6mL	1L

（1）次亜塩素酸ナトリウム[8]

ウイルス、結核菌を含め0.1%濃度（1,000ppm）で有効である。血液などの有機物の存在下では容易に不活化されるので、目視できる血液汚染の清拭では2度拭きが望ましい。0.1%では比較的安定である。0.1%次亜塩素酸浸漬ガーゼを作成し、患者ごとにユニット高度接触部位を清拭する（表9）。

（2）ペルオキソ一硫酸水素カリウム（ルビスタ）

作用機序はペルオキソ一硫酸水素カリウムがルビスタの配合成分の一つの塩化ナトリウムを酸化し次亜塩素酸を産生する。次亜塩素酸が有機物と反応した後の塩化物イオン（Cl⁻）は塩化ナトリウムとなり、次亜塩素酸となる反応を繰り返す（図7）。次亜塩素酸に比べ塩素臭が少なく、調整後も安定で、調整後7日間有効である（図8）。

（3）消毒用エタノール[9]

揮発性が高く、速乾性消毒薬として用いられる。ウイルスに対しては次亜塩素酸などの塩素系消毒薬より劣る。血液などのタンパク質凝固作用があるため、内部まで浸透しないので有機物は洗浄することが必要である。

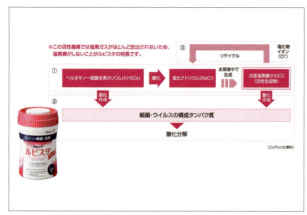

図7 ペルオキソー硫酸水素カリウム（ルビスタ）の作用機序（キョーリン製薬ホームページより）

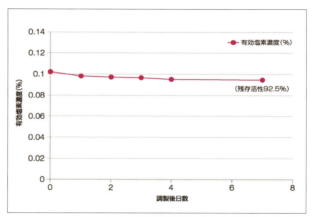

図8 ペルオキソー硫酸水素カリウム（ルビスタ）。1%ルビスタ調整液は調整7日後も有効塩素濃度0.095%を示した（キョーリン製薬ホームページより）。

4．第四級アンモニウム塩・両性界面活性剤（HBV、HIVに対して無効）

　第四級アンモニウム塩であるベンザルコニウム塩化物（オスバンなど）、ベンゼトニウム塩化物（ハイアミンなど）は0.05%〜0.2%濃度で清拭に用いられる。芽胞細菌、結核菌、ウイルスに対して無効である。

　両性界面活性剤であるアルキルジアミノエチルグリシン塩酸塩0.2%濃度で清拭に用いられる。脱脂作用が強いため手指、皮膚の消毒には適さない。芽胞細菌、ウイルスに対して無効である。

5．電解酸性水 [10]

　水道水に微量の食塩を加えて電気分解後のpH2.7以下の溶液で、強酸性水、アクア酸化水などと呼ばれている。これらの本体は次亜塩素酸ナトリウムで7〜50ppm程度である。歯科診療後の環境整備として推奨されている次亜塩素酸ナトリウム0.1%濃度は1,000ppmであり、電解酸性水は有機物の影響を受けやすく失活しやすい点から強酸性水は次亜塩素酸ナトリウムの代用にはならない。

> **POINT** デンタルユニット周囲の高度接触部位はカバーで保護するか、患者ごとに中水準消毒薬で清掃する。塩素系消毒剤が抗ウイルス活性が強く、0.1%次亜塩素酸による清拭が安価で効果が高い。
> 電解酸性水は0.1%次亜塩素酸ナトリウムの代用にならない。

環境表面の消毒対象および清拭の時期

デンタルユニット周囲のノンクリティカル環境表面は患者ごとに中水準消毒薬で清拭する。

目視できる血液汚染

目視できる血液汚染の清拭では塩素系消毒薬で2度拭きを行う。
消毒用エタノールはタンパク質凝固作用が強いので、有機物を洗浄した後に薬剤で清拭する。

3）生体に使用する消毒薬

（1）生体に使用する薬剤の種類

生体に使用する消毒薬は適用部位により消毒薬の使用濃度が異なる（表10）。皮膚消毒薬としてアルコールとクロルヘキシジン含有製剤（薬価対象外）0.5％クロルヘキシジンアルコール（ヘキザックアルコール、マスキンエタノール）、アルコールとポビドンヨード含有製剤（薬価対象外）63％エタノール含有ポビドンヨード（ネオヨジンフィールドなど）がある。使用濃度により毒性を示すクロルヘキシジングルコン酸塩は創部消毒に0.5％製剤でショックの可能性があり、希釈製剤であるヒビディール（0.05％）、マスキン水（0.02、0.05、0.1、0.5％）他が販売されている。塩化ベンザルコニウムは0.1％濃度で眼に、1％濃度で粘膜、5％液で皮膚に毒性を示すためザルコニン液（0.01、0.025、0.05、0.1、0.2％）他が販売されている。濃度により生体に毒性を示す消毒薬では希釈製剤の使用が安全である。

わが国ではクロルヘキシジングルコン酸塩は口腔粘膜には禁忌。口腔粘膜の消毒薬を表11に示す。

表10　生体消毒薬

区分	消毒薬	消毒部位	濃度
低水準消毒薬	クロルヘキシジングルコン酸塩（ヒビテンなど）	手術時手洗い	0.1〜0.5％
		手術部位	0.1〜0.5％
		創傷部位	0.01〜0.025％
	ベンザルコニウム塩化物（オスバン、ヂアミトールなど）	粘膜	0.01〜0.025％
		手術部位	0.2％
	ベンゼトニウム塩化物（ハイアミン）	粘膜	0.01〜0.025％
中水準消毒薬	ポビドンヨード（イソジンなど）	手術時手洗い	7.5％
		手術部位	10％
		創傷部位	10％
		口腔内創傷（含嗽）	7％溶液を15〜30倍に希釈
中水準消毒薬	消毒用エタノール	手指、皮膚消毒	76.9〜81.4％
	イソプロパノール	手指、皮膚消毒	70％

表11　口腔粘膜の消毒薬

薬剤	濃度
ポビドンヨード（イソジンほか）	0.02〜0.05％
ベンゼトニウム塩化物（ハイアミン）	0.01〜0.025％
ベンザルコニウム塩化物（オスバン、ヂアミトールなど）	0.01〜0.025％
希ヨードチンキ（100mL中　ヨウ素3g含有、添加物：ヨウ化カリウム、エタノール	原液、または2〜5倍希釈

（2）色素系消毒薬

アクリノール（リバノール）は口腔領域の化膿局所には0.05〜0.1％液、その他の化膿局所には0.05〜0.2％液を用いる。

（3）開封した消毒薬の使用期限

開封後の消毒薬の使用期限は定まっていないが、低濃度の希釈製剤は細菌汚染を受け

やすい。次亜塩素酸ナトリウムは室温が高い場所、直射日光のあたる場所では有効塩素濃度が低下するため、15℃以下で保存する。通常開封後1～3カ月程度で使い切ることが望ましい[11]。

（4）希釈した消毒薬の使用期限

①希釈した次亜塩素酸ナトリウム

次亜塩素酸ナトリウムは遮光下では安定であり、適切な管理下では0.1％希釈では14日間まで使用可能である。0.01％次亜塩素酸ナトリウムは汚染による有効濃度の低下などを加味して1日で交換したほうがよい。

②綿球に浸したポビドンヨード（イソジンなど）

原液では14日間程度使用可能であるが、50倍希釈では1日ごとの交換が望ましい。

③アルコール綿

容器にアルコールが十分量入っていれば7日間は継続使用が可能である。ただし、経時的にアルコールと水分が蒸発したり、アルコール濃度が低下する（表12）[12,13]。容器の形態、使用状況によりエタノールの蒸発が懸念される際は1日ごとの交換が望ましい。原則的にアルコール綿は作り置きして使用するのではなく、毎日始業前にその日の分を作成し、終業時に残ったアルコール綿を破棄する。また、汚染された手袋を容器の中に入れること、容器の中でアルコール綿を指で絞ることは、容器内の細菌汚染が助長されるため、避ける[14]。

④クロルヘキシジン塩酸塩（ヒビテンなど）、塩化ベンザルコニウム（オスバン）

力価の低下、汚染から1日ごとの交換が望ましい。

いずれの薬剤も容器内が汚染しないように取り扱うとともに、早めに廃棄し、薬剤の注ぎ足しはしないことが重要である。

表12　アルコール綿の作り方

- 脱脂綿1gに対してエタノール（イソプロパノール）5mLをめどに作成する。
- 容器内にアルコールが十分量あれば、1週間程度使用可能であるが、容器の形態、使用状況によりエタノールの蒸発が懸念される際は1日ごとの交換が望ましい。
- 容器内の水分、エタノールは蒸発し、エタノール濃度が低下するため、早めに廃棄し、新たにアルコール綿を作る（アルコールを注ぎ足しはしない）。
- 汚染された手袋、素手を容器内に入れない。容器内でアルコールを絞らない。

（5）消毒薬の管理

①消毒薬は他の医薬品（特に注射薬、内用液薬）と区別して、日のあたらない場所に保管する。

②アルコール製剤は引火性があるので注意する。

③消毒薬の希釈に際しては、消毒薬の名称と規格（濃度）を確認し調製する。

> **POINT**　生体に使用する消毒薬は適用部位により消毒薬の使用濃度が異なる。濃度により毒性を示す消毒薬では希釈製剤の使用が安全である。
> 開封後の消毒薬は1～3カ月で使い切る。

アルコール綿は作り置きしない

アルコールと水分が蒸発することやアルコール濃度が低下するため、1日ごとの交換が望ましい。終業時に残ったアルコール綿を破棄する。

消毒薬の管理

他の医薬品（特に注射薬，内用液薬）と区別して、日のあたらない場所に保管する。
薬剤名、希釈濃度をわかりやすくラベルに表示する。

文献

1) 藤井　昭：Lister Club 30 周年記念冊子 実践的消毒マニュアル（第一版）. 東京：リスタークラブ（殺菌消毒剤研究会）, 2-5, 2014.
2) 辻　明良：歯科における薬の使い方 2015-2018（第一版）. 東京：デンタルダイヤモンド, 140-3, 2014.
3) 満田年宏：医療施設における消毒と滅菌のための CDC ガイドライン 2008（第一版）. 東京：ヴァン メディカル, 139, 2009.
4) 満田年宏：医療施設における消毒と滅菌のための CDC ガイドライン 2008（第一版）. 東京：ヴァン メディカル, 37-8, 2009.
5) 辻　明良：感染制御のための消毒の基礎知識（第一版）. 東京．ヴァン メディカル. 21-3. 2009.
6) 満田年宏：医療施設における消毒と滅菌のための CDC ガイドライン 2008（第一版）. 東京：ヴァン メディカル, 205-13, 2009.
7) 白石　正：Lister Club 30 周年記念冊子 実践的消毒マニュアル（第一版）. 東京：リスタークラブ（殺菌消毒剤研究会）, 14-5, 2014.
8) 山口　諒, 森屋恭爾：Lister Club 30 周年記念冊子 実践的消毒マニュアル（第一版）. 東京：リスタークラブ（殺菌消毒剤研究会）, 10-1, 2014.
9) 加見谷将人：Lister Club 30 周年記念冊子 実践的消毒マニュアル（第一版）. 東京：リスタークラブ（殺菌消毒剤研究会）, 20-1, 2014.
10) 辻　明良：感染制御のための消毒の基礎知識（第一版）. 東京：ヴァン メディカル, 33, 2009.
11) 神谷　晃：消毒剤の選び方と使用上の留意（第一版）. 東京：薬事日報, 139, 1998.
12) 渡辺　静, 高橋佳奈子, 冨ケ原由希, 土屋雅勇, 木津純子：万能壺中におけるアルコール系消毒薬の経時的変化．環境感染, 21: 314, 2006.
13) 深尾亜由美, 村上啓雄, 三嶋廣繁, 後藤千寿, 佐々木靖之, 澤村治樹, 松波登志子, 森脇久隆：アルコール綿の細菌汚染について．環境感染, 21: 314, 2006.
14) 辻　明良：感染制御のための消毒の基礎知識（第一版）. 東京：ヴァン メディカル, 102, 2009.

10 体液曝露事故に対する院内感染対策

1 体液曝露とは

　体液曝露とは、「針刺しや鋭利器具による切創などを介して、経皮的に感染性のある血液、組織、その他の体液が体内と接触すること」と定義される。さらに体液曝露には、眼、鼻、口腔などの粘膜や、傷のある皮膚（ひび、すり傷、皮膚炎の徴候のある皮膚）への接触も含まれる。

　一般歯科診療では、唾液のみならず、血液との接触も避けられない。一方、診療に用いる器具のなかには注射針、探針、リーマー、スケーラーなど鋭利な器具が多く含まれ、体液曝露事故発生のリスクは高い。歯科医療従事者は体液曝露事故予防のため日常から留意し、不幸にも事故が発生してしまった場合には、これに対応する適切な医学的対応を準備していなければならない。さらに、事故発生の状況を詳細に分析し、再発予防に努めることも重要である。

POINT 歯科診療では体液曝露事故の頻度が高いことを認識すべきである。

2 体液曝露事故を防ぐための一般的ルール

1）処置や作業を行う際の環境整備

　処置や作業に適した明るさを確保し、処置しやすいように作業環境を整備する。必要な物品（安全装置つき器具、携帯用廃棄容器、手袋などの個人防護用具）を準備する。また、注射針などをすぐに捨てられるように、処置前に携帯用廃棄容器を手の届くところに準備する（図1）。シューズはサンダルではなく、足を覆うシューズ型のものを選択する。

POINT 処置や作業が行いやすいよう環境を整備する。

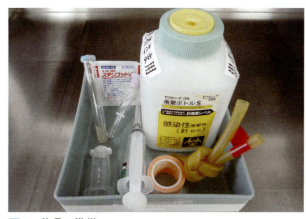

図1　物品の準備
必要な物品をすべて準備したうえで、処置を開始する。処置後、すぐに針などを廃棄するための耐貫通性の廃棄用のボックスも患者サイドまで持参する。

2）作業時の手袋の着用

手袋はしっかりとフィットするものを選ぶ。手袋は血液に接触したときに手にある小さな傷から体液が浸入するのを防ぐ。万一、針刺しや切創が発生したとき、手袋が1枚あることによって、針に付着している血液を半分に減少させることができる[1]。

3）採血や処置時の鋭利物の取り扱い

処置が終了するまでは、集中して行う。介助者は、術者から一定の距離を置き、安全に処置が行われるよう配慮する（処置を行っている人には近寄らない）。

手術や処置中に、注射針付き注射器、メス刃、縫合針、先端が鋭利な器具などを使用する際は、介助者から術者に（あるいは術者から介助者に）直接手渡しせず、安全なトレーなどに静置して受け渡しをしなければならない（ハンズフリーテクニック）（図2）。

基本的に、末梢の血管確保は術者一人で行い、固定用の絆創膏は、術者の手の届くところですぐに貼れる状態に準備する。また、穿刺時、針先の延長線上に自分の手がいかないようにする。針を持ったままの状態で他の動作を行わない。

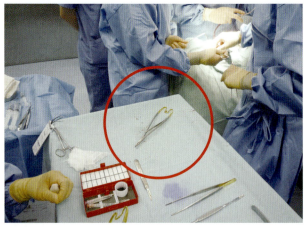

図2　ハンドフリーテクニック
持針器やメス刃などは、術者から直接受け取らず、決まった場所に戻してもらう。手で直接受け取ることは危険である。メイヨー台の一角（○で囲んだゾーン）に器具を返してもらう。

4）歯科用局所麻酔薬シリンジの注射針のリキャップの禁止

医療従事者における針刺し事故の最大の原因は、注射針のリキャップであることが明らかとなっている[2]。歯科医師も針刺し事故のハイリスクグループであり、歯科医療従事者に発生する皮膚の体液曝露の1/4は、局所麻酔用シリンジの注射針による針刺しである[3,4]。そして、その多くは両手でリキャップしようとして発生する[5,6]ので、決して行ってはならない（図3）。

歯科用の局所麻酔薬シリンジを使用する場合も、使用後の針は基本的にはリキャップせず、その場で廃棄することが望ましい（図4）。ただし、やむをえずリキャップが必要な場合（治療中に再度使用することが強く予想される場合や、治療後まで廃棄できない場合など）には、ワンハンドテクニック（片手すくい法）でリキャップし、みずからの針刺し事故を防止する（図5）。

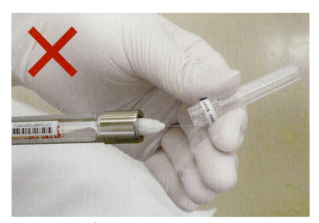

図3　リキャップの禁止
リキャップは針刺し事故の最大の原因である。原則、行ってはならない。

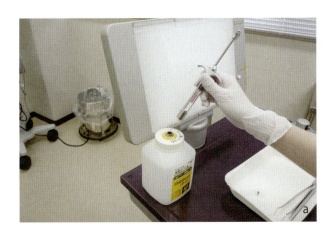
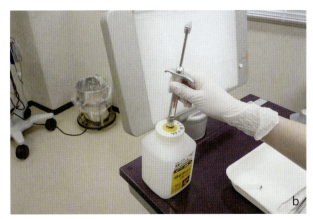
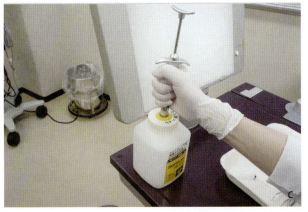
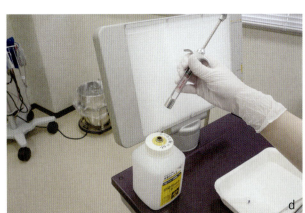

図4a～d　歯科用局所麻酔薬注射器の使用後の注射針の廃棄
安全器具を導入することにより、注射針を安全に廃棄できる。

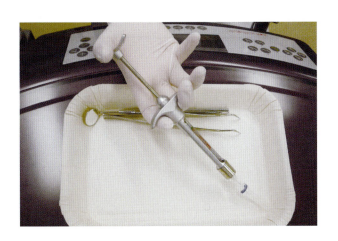

図5　ワンハンドテクニック（片手すくい法）
歯科用局所麻酔薬シリンジの針のリキャップがどうしても必要な場合には、両手で行ってはならない。キャップをトレイの隅に寄せ、片手ですくい上げるようにリキャップする。

POINT 注射針のリキャップは行わない。どうしても必要な場合は、ワンハンドテクニックを用いる。

5）使用後の注射針、メス刃、縫合針などの廃棄

　針刺しや切創事故の発生時期は、リキャップ時以外では使用後から廃棄までの間に発生する[7,8]。注射針、縫合針やメス刃などを扱った際には、その使用者が使用した場所（ベッドサイドやチェアサイドなどで）で針捨て専用容器などに廃棄することを基本とする。採血や薬剤の静脈注射に使用した針は、シリンジごと所定の感染性廃棄物用の容器に入れ

て処理する。決して注射針にリキャップしてはならない。また、注射針の先端を露出させた状態で持ち歩いてもいけない。やむをえず、一時的に膿盆などに置く場合は、廃棄時にはセッシなどを用いて針捨て専用容器に廃棄する。また、針などの鋭利なものと他のゴミを、一時的であっても膿盆などにまとめて置いてはいけない。したがって、使用後の注射針などを扱う際の廃棄手順をあらかじめ決め、それに従う必要がある。

　歯科用局所麻酔薬シリンジの注射針による曝露事故防止のためには、使用後ただちにユニット内で耐貫通性専用容器に廃棄する方法が勧められる。したがって、耐貫通性専用容器を各チェアサイドに近接して設置しておく必要がある（図6）。

　廃棄容器の交換は80％程度で新しいものに交換することを徹底する。無理に詰め込む行為は針刺し事故の危険を増すことになる（図7）。

POINT 注射針、メス刃、縫合針は使用後ただちに専用容器に廃棄する。

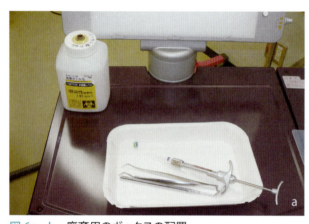
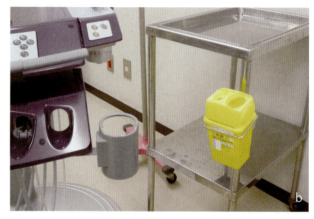

図6a、b　廃棄用のボックスの配置
針耐貫通性の廃棄用のボックスをユニット上やチェアサイドに配置し、使用後すぐに廃棄できるようにする。

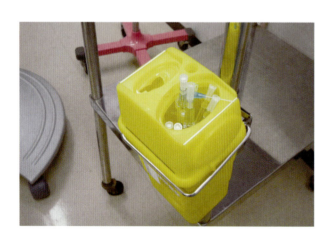

図7　廃棄ボックスの廃棄
廃棄ボックスは、中身が80％程度になった時点で廃棄する。節約のため詰め込んではならない。その際の針刺し事故が非常に危険である。

6）個人防護用具を必要に応じて活用

　歯科治療時は、患者の唾液や血液・歯や材料などの切削片が飛散するため、目・鼻・口の粘膜への曝露の危険性がある。したがって感染防御のため、個人防護用具としてマスク、ゴーグル、フェイスシールドの使用がスタンダードプレコーション（標準予防策）として推奨される[9,10]（図8）。個人の眼鏡やコンタクトレンズは十分な眼の保護とはならない。

　診療後の汚染器具を取扱う際には、必要に応じ、ガウン、エプロン、マスク、ゴーグル、手袋および長靴などを着用する。

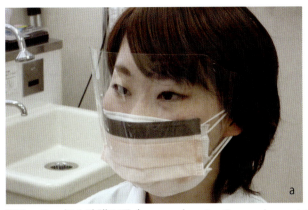 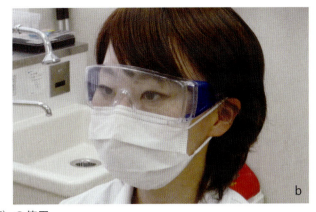

図8a、b　個人防護用具（personal protective equipment：PPE）の使用
歯科治療中には血液や唾液などの体液が飛散し、顔面が曝露される可能性が高い。ゴーグルやフェイスシールド付きマスクの着用が必要である。

7）鋭利な歯科用器具の取り扱い

　歯科では一般的に鋭利な器具を多用する。切削用バー、根管用リーマー類のほか、スケーラー、エキスプローラ、エキスカベータなどの器具も該当する。これらを1つのトレイに乱雑に置いてはならない（図9）。乱雑なトレイは針刺しや切創などの感染曝露の原因となる。これらを使用した際は、診療中のみでなく、後片づけ時にも針刺しや切創が生じないよう細心の注意を払わなければならない。たとえば、鋭利な器具の使用後は他の器具と分別する（図10）。
　また、使用後のタービンやコントラのバーや超音波スケーラーのチップを付けっぱなしにしておくことは、手や足を損傷する可能性があり、大変危険である。使用後はすぐに取り外しておく。

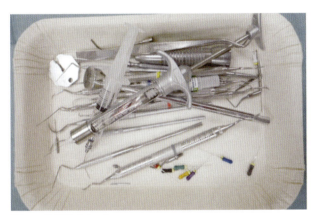 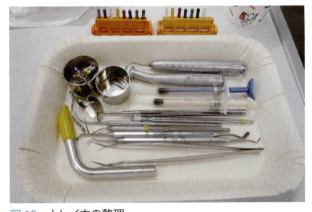

図9　乱雑なトレイ
トレイ内が乱雑だと、処置中ばかりでなく、処置後の後片づけでも、針刺しや手指の損傷の危険性が高まる。

図10　トレイ内の整理
トレイ内のバーやリーマー類などを整理して使用することは、針刺し事故防止のため重要である。

8）エピネットへの報告

　EPINet（エピネット）とは、Exposure Prevention Information Networkのことであり、1991年に米国バージニア大学で開発された。針刺しや切創などの血液・体液曝露を記録し、分析するための標準的な方法を提供するものである。エピネット日本版は、職業感染制御研究会から発行されている血液や体液曝露報告書式である（図11）。エピネット日本版により、針刺しや切創、皮膚・粘膜曝露事例のより詳細な記録、解析が可能となり、さまざまな施設、機関での血液・体液曝露サーベイランス実施時に活用されている。また、「曝露」に関連するヒヤリハット事例を収集・分析し、必要な防止対策の立案に役立つ。

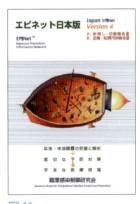

図11

3 針刺し・切創発生時の対応

1）対象感染症

血液は無菌的に見えても、さまざまな病原体を含んでいる可能性がある。針刺しや切創から、体内に侵入して職業感染の原因となる微生物には多くのものが知られており、B型肝炎ウイルス（HBV）、C型肝炎ウイルス（HCV）、ヒト免疫不全ウイルス（HIV）、成人T細胞白血病ウイルス（ATLV）、梅毒などが含まれる。

2）体液曝露事故発生時の対応

（1）発生直後

針刺しや切創により体液曝露が発生した際は、対応を後回しにせずに、ただちに適切な曝露後予防策を実行する。

まず、曝露部位（針刺し・切創などによる経皮的損傷部位など）を確認し、流水と（普通）液体石鹸で十分洗浄する。血液の搾り出しや消毒薬の使用は、感染の危険性を減らすという根拠はない。口腔内に侵入した場合は大量の水でうがいし、眼に入った場合は、生理食塩水で十分に洗浄する（図12）。

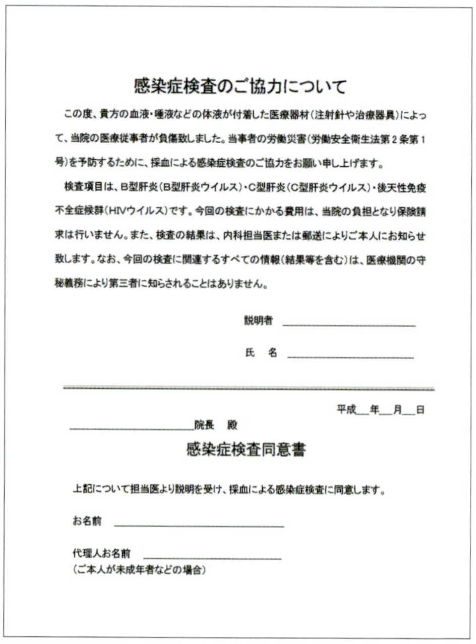

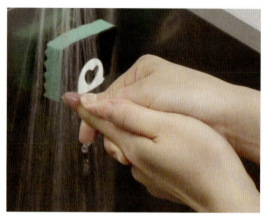

図12　針刺し、手指損傷直後の処置
曝露した部位・程度を確認し、流水と（普通）液体石けんで十分洗浄する。血液の搾り出しや消毒薬の使用は感染の危険性を減らすという根拠はない。

次いで曝露の程度（傷の深さ、接触した体液量、皮膚の状態）を確認するとともに、曝露の原因となった鋭利器具の種類、使用状況、およびその使用対象患者（曝露源）を確認する。さらに、連携している内科に連絡し、その指示を受ける。

（2）患者への説明

針刺しや切創は、患者に使用し汚染した器具による場合が多い。曝露者の労働災害（労働安全衛生法第2条第1号）を予防する目的で、曝露源の患者の感染症の有無を調べるため、採血が必要であることを患者に説明し、協力を要請する。同意が得られないと、すべての感染症が陽性であるものとして、対策を行う必要が生じるので、曝露者の負担が非常に大きくなる。主治医は誠意を尽くして同意が得られるように努力する。同意が得られれば、「感染症検査のご協力についての同意書」に署名していただく（図13）。

感染症検査のご協力について

この度、貴方の血液・唾液などの体液が付着した医療器材（注射針や治療器具）によって、当院の医療従事者が負傷致しました。当事者の労働災害（労働安全衛生法第2条第1号）を予防するために、採血による感染症検査のご協力をお願い申し上げます。

検査項目は、B型肝炎（B型肝炎ウイルス）・C型肝炎（C型肝炎ウイルス）・後天性免疫不全症候群（HIVウイルス）です。今回の検査にかかる費用は、当院の負担となり保険請求は行いません。また、検査の結果は、内科担当医または郵送によりご本人にお知らせ致します。なお、今回の検査に関連するすべての情報（結果等を含む）は、医療機関の守秘義務により第三者に知らされることはありません。

説明者 ＿＿＿＿＿＿＿＿

氏　名 ＿＿＿＿＿＿＿＿

平成＿年＿月＿日

＿＿＿＿＿＿＿＿院長　殿

感染症検査同意書

上記について担当医より説明を受け、採血による感染症検査に同意します。

お名前 ＿＿＿＿＿＿＿＿

代理人お名前 ＿＿＿＿＿＿＿＿
（ご本人が未成年者などの場合）

図13　感染症検査の同意書

患者がすでにHBV、HCVに感染していることが明らかな場合には、連携病院に事前に連絡してから受診させる。また、HIV感染症と判明しているときは、事前に連絡してからエイズ拠点病院を受診させる。

（3）内科受診と採血の実施

近医内科とは緊急時対応のために、事前に医療連携体制を整えておくことが非常に重要である。同意の得られた患者は近医内科を受診のうえ、内科医の指示のもと採血を受けてもらう。その際、内科には感染症検査同意書のコピーを必ず持参する。患者の検査費用は患者の保険適応とならず、費用はすべて歯科医療機関の負担となる。

曝露者も内科を受診し、内科医の指示のもと、採血を行う。内科医より経過観察や治療の必要性について説明を受ける。

（4）予防対策・経過観察

曝露源の感染症検査結果が陽性であった場合には、予防対策・経過観察を検討しなければならない。感染症により、その後の対応は異なるが、最終的に予防対策を受けるか否かの決定は曝露者本人が行う。

> **POINT** 体液曝露事故発生に備え、事故発生時の対応マニュアルの整備は必須である。

4 病原体別対応策

1）針刺しや切創などによる体液媒介病原体の感染率（発生確率）

針刺しや切創の場合、表1のように、HBV、HCV、HIV のなかでは HBV による感染率が高く、特に HBe 抗原が陽性の場合は感染力が強くなる。

針刺しや切創での感染確率は、体内に侵入した血液量(正確にはウイルス量)に依存する。したがって、鋭利器具の性状によって感染のリスクは異なる。縫合針と採血に用いた針を比較すると、前者は針の表面だけの汚染であるのに対し、後者は針の中空部分にも血液が付着しているため、針刺しをした際、皮膚の奥まで血液が入り込むことになり、そのぶん感染する危険度が高くなる。なお、ディスポーザルのゴム手袋を着用していると、体内に入る血液は1/2になると言われている[1]。

> **POINT** 体液曝露による感染率は、病原体の種類ばかりではなく、曝露の程度によっても影響される。

表1　針刺し・切創による感染症発症リスク

血液媒介病原体	感染の目安	感染率
B型肝炎ウイルス（HBV）	3回に1回	30%（2001年のCDCの報告[11-13]） HBs抗原（＋）でHBe抗原（＋）の場合：血清学的陽転率は約60%、臨床的な急性B型肝炎発症率は約30% HBs抗原（＋）でHBe抗原（－）の場合：血清学的陽転率は約30%、臨床的な急性B型肝炎発症率は約5% （Jagger らの14の研究結果をまとめた報告[1]）
C型肝炎ウイルス（HCV）	50回に1回	1.8%（2001年のCDCの報告[11-13]） 0.5%（Jagger らの14の研究結果をまとめた報告[1]）
ヒト免疫不全ウイルス（HIV）	300回に1回	0.3%（針刺し・切創による血液曝露） 0.09%（粘膜への血液曝露） （2001年のCDCの報告[11-13]）

2）各血液媒介感染症への対応

（1）HBVによる曝露

HBV は、HBe 抗原陽性の場合、感染性が非常に高くなるが、一般的に感染率は30%と言われている。しかし、ワクチンや汚染事故後の高力価抗 HBs ヒト免疫グロブリン（HBIG）投与により感染防止が可能となり、医療従事者の職業感染は減少している。

曝露者のHBs抗原、HBs抗体、肝機能検査（AST〈GOT〉、ALT〈GPT〉など）を行う。同意が得られれば曝露源の患者の採血も行い、HBs抗原、HBs抗体、HBe抗原、HBe抗体の検査を行う。患者のHBs抗原が陽性の場合で、曝露者のHBs抗体、HBs抗原がともに陰性の場合は、HBIGを48時間以内に注射する。HBIGはすでに体内に侵入したHBVを高力価のHBs抗体で中和排除することにより、HBV感染を予防する。

患者のHBe抗原も陽性の場合、あるいはHBe抗原が陰性であっても、今後の体液曝露事故に備える場合には、曝露者のHBs抗体、抗原がともに陰性であれば、HBワクチンを事故直後から1週間以内、1カ月後、6カ月後の3回にわたり接種する（表2）。

歯科医療においては、血液を扱う治療行為が頻回に行われることから、B型肝炎に感染する機会が多いと言われている。HBVに対する抗体を保有しない歯科医療従事者は、感染防御の点から、B型肝炎ワクチン接種、ならびに抗体価の確認が勧められる。B型肝炎に対する予防効果は数回のワクチン接種で得られると考えられている。3回のワクチン接種（初回、1カ月後、6カ月後）により、年齢が40歳以下の健康な人の場合、初回投与により約30〜55％、2回目の投与により75％、3回目の投与により90％以上の高い確率で、HBVに対する抗体が上昇する。一方、40歳以上になると、3回のワクチン接種で抗体価上昇がみられたのは90％以下となる。さらに、60歳以上になると、抗体陽性率が約75％にとどまる。このように、ワクチン接種による抗体価の上昇には年齢による違いが認められる[14]。

POINT 医療従事者はHBVワクチン接種を受けておくべきである。

表2　HBV曝露後の対応

検査	HBV曝露後の対応
曝露直後の検査	曝露源および曝露者のHBs抗原・抗体の検査 ↓ 曝露源：HBs抗原（＋） 曝露者：HBs抗原（－）・抗体（－）
内科受診	48時間以内に高力価抗HBsヒト免疫グロブリン（HBIG）接種 事故直後から1週間以内にHBワクチン接種
再受診 1カ月後 3カ月後 6カ月後 1年後	1、6カ月後にHBワクチン追加接種 ↓ 曝露者のHBs抗原・抗体、 HBV-DNA、AST、ALTなどの検査 ↓ 必要に応じて再治療

・曝露者のHBs抗原がすでに陽性の場合は、曝露後の感染予防は不要で、後日、消化器内科を受診させる。
・曝露者のHBs抗体が陽性（10mIU/mL以上）の場合は、曝露後の感染予防は不要である。
・曝露者がHBワクチン接種者でHBs抗体産生が弱い（10mIU/mL以下）場合は、HBIGを1回投与し、再度ワクチンを接種するか、HBIGを2回接種する。

（2）HCVによる曝露

医療従事者が、針刺しや切創などによるHCVへの曝露から感染し、急性肝炎を発症した例が日本および海外で報告されている。針刺しや切創による感染率は主な報告から2％以下と考えられる。しかし、曝露事故が起こった場合、HBVのように特異的に予防できる免疫グロブリンや治療法が確立されていないために、十分な経過観察が必要である（表3）。

表3 HCV曝露後の対応

検査	HCV曝露後の対応
曝露直後の検査	曝露源および曝露者のHCV抗体の検査 ↓ 曝露源：HCV抗体（＋） 曝露者：HCV抗体（－）
↓	↓
内科受診	予防薬なし
↓	↓
再受診 1カ月後 3カ月後 6カ月後 1年後	曝露源がHCV感染者である場合は、 曝露者への感染確認のために経過観察が必要となる。 HCV抗体、HCV-RNA、AST、ALTなどの検査 ↓ C型肝炎発症と同時にインターフェロンなどによる治療

・曝露者のHCV抗体がすでに陽性の場合は、曝露後の感染予防は不要で、後日、消化器内科を受診させる。

　インターフェロンに関しては、感染予防効果があるという証明は得られていないので、予防のための投与は勧められない。しかし、受傷後にHCV抗体検査の結果が陽性と判定され（感染成立）、C型肝炎として治療を要する状態であると医師が判断した場合には、インターフェロンによる急性C型肝炎の治療が行われることがある。このことから、曝露後の定期的な経過観察はきわめて重要である。

POINT HCVの曝露に対する感染予防策はないので、経過観察が重要となる。

（3）HIVによる曝露

　HIVの針刺しや切創による感染率は約0.3％であるが、曝露体液中のウイルス量（HIV感染者の重症度）や移入量（中空でない針による浅い傷か、太い中空針か、肉眼的に血液の付着が確認される針による深い刺し傷かなど）により大きく異なる。

　発症の予防法は、曝露後、可能なかぎりすみやかに（2時間以内）、抗HIV薬を内服

表4 HIV曝露後の対応

検査	HIV曝露後の対応
曝露直後の検査	曝露源および曝露者のHIVスクリーニング検査 ↓ 曝露源：HIVスクリーニング（＋） 曝露者：HIVスクリーニング（－）
↓	↓
内科受診	2時間以内に抗HIV薬の内服
↓	↓
再受診 1カ月後 3カ月後 6カ月後 1年後	内服しても、感染阻止率は100％ではないことから、 曝露者の経過観察が必要となる。 HIV抗体、HIV-RNAなどの検査 ↓ 発症と同時に治療

・曝露者がHIVスクリーニング（＋）の場合は、曝露後の感染予防は不要で、後日、精密検査が必要となる。

することである（表4）。感染成立防止のための抗HIV薬の効果は100％ではないので、抗HIV薬の内服は有効性と副作用の情報を得たうえで、最終的に本人が決定する。しかし、曝露直後に基本投与として、AZT/3TC（コンビビル）を服用することで感染リスクを80％低下させることができ、拡大投与でAZT/3TC＋LPV/RTV（カレトラ）を併用すればさらに効果的となる。通常、感染予防には4週間の継続服用が必要である[15]。

抗HIV薬は、妊婦への安全性が確立していないため、必ず内服開始前に妊娠の有無を確認し、可能性があるときは妊娠反応検査を実施する。

POINT HIVへの曝露後は速やかに抗HIV薬を服用することが勧められる。

文献

1) Jagger J, et al: Occupational Exposure to Blood Borne Pathogens: Epidemiology and Prevention. In: Wenzel RP. editor: Prevention and Control of Nosocomial Infection. 4th ed. pennsylvania : Lippincott Williams & Wilkins. 430-66, 2003.
2) 木戸内清, 木村 哲：針刺し・切創の現状と対策：エイズ拠点病院における1996～2000年（5年間）の針刺し, 切創. 厚生労働省科学研究費補助金厚生労働科学特別研究事業, 平成14年度報告書, 2002.
3) Askarian M, Malekmakan L, Memish ZA, Assadian O: Prevalence of needle stick injuries among dental, nursing and midwifery students in Shiraz, Iran. GMS Krankenhhyg Interdiszip. 7(1)：Doc05, 2012.
4) Cheng HC, Su CY, Yen AM, Huang CF: Factors affecting occupational exposure to needlestick and sharps injuries among dentists in Taiwan: a nationwide survey. PLoS One. 7(4)：e34911, 2012.
5) Talaat M, Kandeel A, El-Shoubary W, Bodenschatz C, Khairy I, Oun S, Mahoney FJ:Occupational exposure to needlestick injuries and hepatitis B vaccination coverage among health care workers in Egypt. Am J Infect Control. 31(8)：469-74, 2003.
6) McCarthy GM, Britton JE:A Survey of Final-Year Dental, Medical and Nursing Students: Occupational Injuries and Infection Control. J Can Dent Assoc. 66(10)：561, 2000.
7) 洪　愛子：海外における針刺し事故防止対策の実情から. 感染症学雑誌. 76：857-63, 2002.
8) 青木昭子, 武田理恵, 満田年宏：院内報告の集計による臨床研修医の針刺し・切創, 血液・体液曝露の状況と過少報告について. 環境感染誌. 26（6）：369-73, 2011.
9) Department of Labor: Occupational Safety and Health Administration. Occupational exposure to bloodborne pathogens; final rule. Federal Register. 56：64004-182, 1991.
10) Kohn WG, Collins AS, Cleveland JL, Harte JA, Eklund KJ, Malvitz DM: Centers for Disease Control and Prevention (CDC). Guidelines for infection control in dental health-care settings-2003. MMWR Recomm Rep. 52(RR-17)：1-61, 2003.
11) 職業感染制御研究会 監訳, 松田和久 訳：針刺し事故防止のCDCガイドライン　－職業感染事故防止のための勧告　臨時別冊. 大阪：メディカ出版, 2001.
12) 矢野邦夫 訳：HBV, HCV, HIVの職業上曝露への対応と曝露後予防のためのCDCガイドライン. 大阪：メディカ出版, 18-28, 2001.
13) CDC/PHS: Updated U.S. Public Health Service Guidelines for the Management of Occupational Exposures to HBV, HCV, and HIV and Recommendations for Post exposure Prophylaxis. MMWR, 2001.
14) Advisory Committee on Immunization Practices : Immunization of health-care personal: recommendations of the Advisory Committee on Immunization Practices (ACPI). MMWR, 3-8, 2011.
15) 小田原隆ほか 服薬アドヒアランスの向上・維持に関する研究班：抗HIV治療ガイドライン. 平成19年度厚生労働省科学研究費補助金エイズ対策事業. 91-9, 2008.

索引

記号・欧文索引

A
ATLV　82

B
B型肝炎ウイルス　82
B型肝炎ワクチン　84

C
C型肝炎ウイルス　82
CCD　61
CDC　4, 6
cleaning　65
CQ　4
CRカセッテ　63

D
disinfection　65

E
EBM　4
EPINet　81
ESBL　12

H
HBV　82
HCV　82
HIV　82

I
IP　61

M
Minds　7
MRSA　9

O
OPIM　6

P
PMTC用器材　49
PPE　5, 6

R
RCT　4

S
Standard Precautions　5
sterilization　65

U
Universal Precautions　5

V
VRE　11

和文索引

ア
アシネトバクター　16
アルコール綿　74
アルジネート印象　56

イ
イソプロパノール　70
イメージングプレート　61
医療関連感染　1, 6
医療用廃棄物　50
印象採得用既製トレー　46
インターフェロン　85

エ
エアタービンハンドピース　46
エアロゾル　2, 6
エビデンスレベル　4
エピネット　81

オ
オートクレーブ　22

カ
ガウン　41
過酢酸　69
片手すくい法　78
感染経路別予防策　15
感染源対策　15
感染性廃棄物　51
感染予防の三原則　3

キ
技工室　55
技工物　55
技工用プライヤー　48
吸引装置　58

索引

希ヨードチンキ 73
局所麻酔用シリンジ 78

ク
空気感染 19
クリティカル 66
グルタラール 68

コ
抗HIV薬 86
口腔外バキューム 20
交叉感染 6
交叉感染源 55
高水準消毒薬 49, 67
口内法撮影 61
ゴーグル 39
個人防護用具 3, 6

サ
サージカルスモーク 22
撮影補助具 62
擦式アルコール製剤 35
産業廃棄物 50

シ
次亜塩素酸ナトリウム 65, 71
紫外線照射 58
歯科治療基本セット 46
歯科用コーンビーム撮影 61
歯科用ユニット 22

歯科用ユニット給水系 27
色素系消毒薬 73
事業系一般廃棄物 50, 51
システマティック・レビュー 4
歯内治療用器具 46
従属栄養細菌 27
手指消毒 35
蒸気加圧滅菌 45
消毒 65
消毒薬の抗菌スペクトラム 67
消毒薬の適応対象 67
消毒用エタノール 70, 71
診療ガイドライン 4
診療マニュアル 4

ス
水質基準 27
スタンダードプレコーション 5
スポルディング分類 66

セ
成人T細胞白血病ウイルス 82
石膏模型 56
接触者対策 15
セパシア 17
セミクリティカル 66
セラチア 16
潜在的感染性物質 6
洗浄 65

タ
体液曝露 77
体液曝露事故 77
耐貫通性専用容器 80
第四級アンモニウム塩 70, 72
多剤耐性結核菌 15
ダッペンガラス 49

チ
注射針 79
中水準消毒薬 22, 67
超音波スケーラーホルダー 46
超音波洗浄器 46

テ
低水準消毒薬 67
ディスペンサー 35
ディスポーザブル（使い捨て）製品 3
電解酸性水 72
電気エンジンハンドピース 46
電気オーブン 58
デンタルエックス線撮影 61

ト
特別管理廃棄物 51

ニ
ニッパー 48

索引

ノ
ノンクリティカル　23, 66

ハ
バイオフィルム　29
廃棄ボックス　80
排唾管　46
梅毒　82
ハウスキーピング　24, 66
バキュームホルダー　46
曝露後予防策　82
抜歯用器具類　46
パノラマエックス線撮影　61
針刺し事故　78
ハンズフリーテクニック　78

ヒ
非感染性廃棄物　53
非抗菌石鹸　35
ヒト免疫不全ウイルス　82
飛沫感染　19
日和見病原体　29

フ
フィルム　61
フェイスシールド　39
フタラール　69
プラズマ滅菌　49
フラッシング　31
プリオン　7

ヘ
米国疾病管理予防センター　4, 6
ベースン法　35
ペルオキソ一硫酸水素カリウム　71
ベンザルコニウム塩化物　70
ベンゼトニウム塩化物　70

ホ
縫合針　79
ポビドンヨード　73

メ
メス刃　79
滅菌　65

ユ
ユニバーサルプレコーション　5

ラ
ラバーダムパンチ　48
ランダム化比較研究　4

リ
リキャップ　78
両性界面活性剤　72

ワ
ワンハンドテクニック　78

● 編集主幹

荒木孝二　東京医科歯科大学大学院医歯学総合研究科医歯学系専攻環境社会医歯学講座
　　　　　歯学教育システム評価学分野教授

● 執筆者

荒木孝二	東京医科歯科大学大学院医歯学総合研究科医歯学系専攻環境社会医歯学講座 歯学教育システム評価学分野教授
金子明寛	東海大学医学部外科学系口腔外科教授
菊池雅彦	東北大学病院総合歯科診療部教授
小出容子	昭和大学歯学部歯周病学講座助教
佐野　司	昭和大学歯学部口腔病態診断科学講座歯科放射線医学部門教授
田口正博	新宿・愛生歯科医院院長　東京医療保健大学大学院臨床教授
西原達次	九州歯科大学歯学部歯学科健康増進学講座感染分子生物学分野教授
丹羽　均	大阪大学大学院歯学研究科口腔科学専攻高次脳口腔機能学講座教授
福泉隆喜	九州歯科大学歯学部歯学科総合教育学分野准教授
山口　晃	日本歯科大学新潟病院口腔外科教授
山本松男	昭和大学歯学部歯周病学講座教授
和達礼子	東京医科歯科大学大学院医歯学総合研究科医歯学系専攻口腔機能再構築学講座 歯髄生物学分野助教

（五十音順）

エビデンスに基づく一般歯科診療における
院内感染対策 実践マニュアル 改訂版
　　　　　　　　　　　　　　　　　　　ISBN 978-4-8160-1284-6

Ⓒ 2015. 2. 19　第1版　第1刷

監　　修	日本歯科医学会
発 行 者	永末英樹
印 刷 所	株式会社サンエムカラー
製 本 所	藤原製本株式会社

発行所　株式会社　永末書店

〒602-8446　京都市上京区五辻通大宮西入五辻町69-2
（本社）電話 075-415-7280　FAX 075-415-7290　（東京店）電話 03-3812-7180　FAX 03-3812-7181
永末書店 ホームページ　http://www.nagasueshoten.co.jp

＊内容の誤り、内容についての質問は、弊社までご連絡ください。
＊刊行後に本書に掲載している情報などの変更箇所および誤植が確認された場合、弊社ホームページにて訂正させていただきます。
＊乱丁・落丁の場合はお取り替えいたしますので、本社・商品センター（075-415-7280）までお申し出ください。

・本書の複製権・翻訳権・翻案権・上映権・譲渡権・貸与権・公衆送信権（送信可能化権を含む）は、株式会社永末書店が保有します。

JCOPY　＜(社)出版者著作権管理機構　委託出版物＞

本書の無断複写は著作権法上での例外を除き禁じられています。複写される場合は、そのつど事前に、(社)出版者著作権管理機構（電話 03-3513-6969、FAX 03-3513-6979、e-mail: info@jcopy.or.jp）の許諾を得てください。